ENTRENAMIENTO DE FUERZA NUTRICIONAL 101

Desarrollar músculo y quemar grasa fácilmente.

Una forma saludable de comer que en realidad puedes mantener

Por

Marc McLean

www.weighttrainingistheway.com

TABLE OF CONTENTS

Introducción

Me encanta la comida.

Me encanta de verdad. Sé que a ti también. La industria de la salud y la forma física no pareciera que les encanta tanto.

Estamos bombardeados con consejos sobre lo que debe comer, cuánto debemos comer... y lo que deberíamos estar evitando como una ITS.

Hay tantas dietas por ahí que no pueden mantenerse al día... Paleo, vegetariana, alimentos crudos, SIRT, vegetariana, alcalina.... Voy a dejarlo ahí. Podríamos estar aquí por un tiempo largo. Cada dieta tiene sus seguidores fanáticos que insisten en que su manera es la única. Esto no solo hace que tu cabeza entre, sino que también te deja confundido.

¿Quizás no debería comer carne? ¿Tal vez los carbohidratos son el diablo? ¿Tal vez debería estar comiendo un jardín lleno de verduras para el desayuno?

Este libro no fue escrito a predicar con usted acerca de cualquier dieta particular. De hecho, odio la palabra " dieta", simplemente prefiero una forma más saludable de comer. Las dietas no son divertidas - y la mayoría de ellas no duran.

Con el título de *entrenamiento de la fuerza Nutrición 101,* creo que has descubierto que este libro está dirigido a personas que gustan de recoger una mancuerna o dos. Pero también quiero dejar claro que no seré el habitual insistente que dice: 'tienes que comer seis pequeñas comidas saludables al día' disparates.

Eso es lo que hemos oído desde el 95% de las personas en la industria de la salud y la forma física en la última década y más allá. He leído el mismo enfoque en varios libros de alto perfil de fitness y todavía ver en las revistas de salud, como si es la única manera probada para desarrollar los músculos y mantener su metabolismo a un nivel saludable para mantenerse delgado también.

Probé ese enfoque... comiendo cantidades pequeñas, pero comiendo de todo cada 2-3 horas - durante demasiados años. ¿Adivina qué? Me dejó hinchado, miserable y me sentía como una mierda.

Luego esta la brigada el pollo y el brócoli. Lo ves en todas partes en Instagram, las personas que cocinan cantidades de pollo y brócoli dignos de una semana, poniendo todo de forma ordenada en 7 contenedores, y luego subiendo imágenes de dicha comida 'preparada'.

Olvídate de comer el mismo pollo viejo, aburrido, seco, sin sabor y verdes empapados todos los días. Prefiero ser convertido en uno de los 56 hombres de piedra de atención a domicilio que a veces se ven en la televisión, antes que vivir de esa manera.

He aquí una idea mejor: ¿que tal sí sólo comemos lo más limpio posible de lunes a viernes, limitar el azúcar y el alcohol, vivir un poco más en el fin de semana, y en realidad volver a comer nuestras comidas de una manera más normal?

Hemos hecho el camino sin complicaciones demasiado complicado cuando se trata de la dieta y la nutrición, especialmente para los levantadores de pesas que buscan ganar músculo y perder grasa. ¿Quieres transformar tu cuerpo y ponerte en mejor forma? Usted no tiene que ir a los extremos locos.

Sí, la proteína construye músculo. Pero nosotros no necesitamos realmente 200, 300... O 400 gramos por día como leemos en algunas revistas de fitness. Eso es una locura.

Sí, las bebidas energéticas pueden darle un impulso antes de su entrenamiento. La mayoría de ellos también contienen el doble de azúcar que debería consumir en un día... con cantidades ridículas de cafeína también.

Sí, algunos suplementos pueden ayudarlo a alcanzar sus metas de salud y bienestar, pero ¿qué hay de construir una base nutricional sólida primero al comer muchos alimentos integrales?

La conclusión es que seguir una buena nutrición no debería ser un trabajo duro. Debe ser fácil de seguir, manejable y nunca sentirse como una " dieta". Desde que asumí el entrenamiento con pesas cuando estaba ridículamente débil y pálido, de 16 años de edad, en 1998, he experimentado con innumerables maneras de comer para la energía, el rendimiento, el aumento del músculo, manteniendo los niveles de grasa corporal bajo y lo más importante una salud óptima.

He estudiado diversos cursos de nutrición, leído innumerables libros y artículos, y me utilizaba a mí mismo como un conejillo de indias humano durante casi dos décadas en la búsqueda del mejor enfoque para todos los objetivos que he mencionado anteriormente.

¿El resultado? Tengo una fórmula para comer que no solo es saludable, me ayuda a alcanzar todos esos objetivos de salud y estado físico... y es <u>fácil de mantener</u>. Esa es la clave - si su dieta es demasiado complicada o restrictiva, entonces vamos a enojarnos en algún momento y probablemente terminará volviéndose loco en el Pizza Hut más cercano.

En Entrenamiento de fuerza nutricional 101, comparto con ustedes cómo simplificar la forma en que come y mis reglas de oro para una alimentación limpia. También revelo mi enfoque nutricional pre-entrenamiento que me da bolsas de energía y maximiza mi esfuerzo en cada entrenamiento.

¿Confundido sobre lo que debe comer y cuándo después de sus sesiones de gimnasio? Comparto consejos para ayudarlo a aprovechar al máximo todo su trabajo de entrenamiento de fuerza dura.

En cuanto a los suplementos, hay tantas cosas por ahí que fácilmente se podría gastar una fortuna. También podría fácilmente perder esa fortuna. Hay una gran cantidad de innecesaria y potencialmente peligrosa, basura por ahí. Usted no tiene la necesidad de gastar dinero en suplementos, con una dieta adecuada y saludable le dará a su cuerpo las herramientas que necesita para reparar, reconstruir y remodelar su cuerpo.

Pero todavía hay un puñado de suplementos saludables (todos naturales) que incluyo en mi régimen de entrenamiento de fuerza que son realmente efectivos. Comparto mis productos recomendados contigo hacia el final del libro - y hay también un Suplemento guía de bonificación para usted por la compra de este libro.

Ahora en el plato principal.

Capítulo 1:

Simplificando La Nutrición Para Más Músculo Y Menos Grasa

1

Simplificando La Nutrición Para Más Músculo Y Menos Grasa

Si estás hablando con tu instructor de gimnasia local, tu entrenador personal o cualquier fisicoculturista/culturista, entonces existe la posibilidad de que digan: "Come comidas pequeñas y regulares durante todo el día, con mucha proteína, esa es la manera de desarrollar y mantener el músculo".

Mira, ese es el consejo que se ha dicho durante años. Seis comidas más pequeñas, algunas incluso comen de 7 a 8, y se vuelven locas por las calorías y las cantidades ridículas de proteínas para aumentar la masa muscular. De hecho, conozco a un fisicoculturista que dice que come DIEZ comidas más pequeñas al día y que, básicamente, lleva consigo recipientes de plástico con comida.

¿De seguro que estamos llegando a lo ridículo cuando se llega a esa etapa? Eso simplemente no es natural. De hecho, es mental. No me malinterpretes, funciona para desarrollar músculo. Simplemente estoy argumentando que no es la única manera, y que hay algunos inconvenientes para hacerlo.

Es posible que haya estado tratando de averiguar cómo se las arreglará para preparar y devorar tantas comidas en un día. Puede que ya lo hayas estado haciendo. Preparar comida todas las noches o las mañanas, comer las 24 horas del día, contar calorías y gramos de proteínas como una especie de macronutrientes del ejercicio militar.

Puedes elegir hacer eso cada día. Todos los días. O puede comer de la manera que considero una forma más normal (3-4 comidas por día) y aún así desarrollar un físico fuerte, atlético y delgado. Voy a mostrar cómo de comer de esta manera es muy eficaz para quemar grasa, mientras que preserva el músculo.

Seguí los seis consejos de comidas más pequeñas durante la mayor parte de una década. Esto es lo que pasó...

- Me dejó sintiéndome hinchado todo el tiempo.

- El reloj constante para la programación de comidas era monótono.

- La interminable preparación de la comida me hizo querer cortarme la cabeza.

- Pasé demasiado tiempo en el baño.

- Me convertí en un esclavo de mi dieta.

Era demasiado estresante. Pero aún lo hice durante esos 10 años porque pensé que esa era la única forma de desarrollar músculo y mantenerse en buena forma. Mirando hacia atrás ahora, estaba loco.

Cambié de opinión hacia 2011, gracias a dos personas. Kettlebell y experto en optimización hormonal Mike Mahler - y mi viejo compañero de piso Ryan. Mi amigo Ryan se mudó conmigo después de separarse de su novia y él también estaba en buena forma física. También hizo un poco de entrenamiento con pesas y algunas artes marciales mixtas también.

Ryan estaba en gran forma y sus abdominales siempre estaban desgarrados. Hasta el punto en que consideré desalojarlo. Pensé que debía entrenar más duro, comer mejor e ingerir aún más proteínas de lo que yo estaba. Así que vi lo que él estaba haciendo... y estaba bastante sorprendido.

- Mientras me estaba llenando la cara con un desayuno rico en proteínas a los 30 minutos de despertarme, Ryan se saltaba el desayuno regularmente.

- Mientras yo comía constantemente para consumir calorías y proteínas, Ryan pasaba largos periodos entre comidas y aún mantenía los músculos.

- Mientras era tan estricto con mi dieta y luchaba por ver mis abdominales, Ryan ocasionalmente comía comida chatarra y TODAVÍA tenía ese estúpido paquete de seis.

- Mientras comía todo el tiempo, Ryan comía cuando tenía "hambre".

No tenía ningún sentido. Fui el mega estricto con mi nutrición, sincronizando mis comidas a la perfección, un esclavo total de mi dieta, y era bastante miserable con todo. Ryan no se molestó con todo eso, y estaba en mejor forma que yo. Recuerdo que le pregunté: "¿Cuándo encajas en tus comidas extras? ¿Comes mucho cuando estás en el trabajo?

Él dijo: "No, no quiero comer 6 o 7 veces por día. Yo como cuando tengo hambre y me aseguro de que la comida esté lo más saludable posible".

Casi al mismo tiempo me encontré con Mike Mahler, un experto en pesas rusas y en optimización hormonal. Mike sigue una dieta vegana, come tres o cuatro veces al día y está construido como una máquina. También va en contra de la teoría estándar de las comidas más pequeñas y lo respalda a través de su extensa investigación sobre las hormonas. (De lo que hablaremos en breve).

Mike Mahler y mi amigo me impulsaron a profundizar un poco más detrás de su éxito en mantenerse fuerte y delgado. Encontré que tenían lo siguiente en común:

- Tomarían estiramientos más largos entre sus comidas, tal vez 5-6 horas. Esto optimizó sus hormonas, especialmente la hormona maestra leptina y aumentó su sensibilidad a la insulina. (Voy a entrar en más detalles sobre la importancia de esto más adelante).

• Ambos lograron obtener suficientes calorías durante el transcurso del día para mantener y desarrollar músculo. La mayor parte de estos fueron después del entrenamiento, el mejor momento para inundar el cuerpo con los nutrientes que necesita para reparar y desarrollar músculo.

• No se preocuparon por la frecuencia de las comidas.

Así que sí, voy al grano (juego de palabras totalmente intencionado) cuando se trata de la dieta típica para hombres y mujeres que buscan ganar músculo magro. Primero, hablemos de las razones para comer 6, 7,8 o más comidas más pequeñas por día... y luego las desacreditamos rápidamente.

Razón Principal # 1

"Necesitas seguir suministrando calorías y proteínas a tu cuerpo durante todo el día o perderás músculo".

Un estudio realizado por 11 expertos en nutrición deportiva muestra que la frecuencia de las comidas es realmente irrelevante, siempre y cuando se consuman suficientes calorías y los macronutrientes correctos a lo largo del día.

El Dr. John Berardi es fundador de Precision Nutrition, que es líder mundial en nutrición deportiva, y es uno de los expertos más respetados en dietética y nutrición. Formó parte de este estudio y admitió que él también pensó inicialmente que dividir su ingesta diaria de alimentos era el mejor enfoque. El Dr. Berardi dijo que las primeras investigaciones indicaron que esto aceleraría el metabolismo, ayudaría a controlar las hormonas insulina y cortisol, y controlaría mejor el apetito.

Tras su revisión detallada en el Diario de la Sociedad Internacional de Nutrición Deportiva, los 11 expertos concluyeron que mientras comemos los alimentos correctos en las cantidades correctas, la frecuencia de las comidas es irrelevante. (Al final de este libro se pueden encontrar más detalles de este estudio y otras investigaciones mencionadas más adelante). Puede comer muchas comidas más pequeñas cada pocas horas o puede comer algunas comidas grandes con descansos más grandes entre ellas. Eso depende de usted.

También el desacuerdo con el argumento de 'comer con frecuencia para mantener el músculo' es la aparición de la dieta del guerrero. Muchos miles de personas en todo el mundo, incluidos los atletas de renombre, están teniendo un gran éxito en el deporte y desarrollando un físico fuerte y marcado al seguir esta dieta... que es lo contrario a comer seis o más comidas por día. La Dieta del Guerrero, desarrollada por el científico deportivo y ex miembro de las Fuerzas Especiales Israelíes Ori Hofmekler, esencialmente consiste en ayunar hasta 18 horas por día y luego festejar por la noche.

Se ha demostrado que esta forma radical de comer aumenta la quema de grasa y aumenta la energía, al mismo tiempo que preserva sorprendentemente la masa muscular. Hay innumerables historias de personas que están en la mejor forma de sus vidas al ayunar o comer muy poco durante el día, y luego acumular la mayoría de sus calorías en la noche. Por supuesto, esto también reduce la necesidad de preparar y comer alimentos para adormecer la mente constantemente a lo largo del día.

La dieta del guerrero es seguida por superestrellas deportivas, incluida la ex campeona mundial de MMA, Ronda Rousey, DC Maxwell, dos veces campeona mundial de jiu-jitsu femenina, y Pavel Tsatsouline, quien básicamente introdujo el entrenamiento con pesas rusas al mundo occidental en 1998. Pavel dice que Tiene "mejores cosas que hacer que comer todo el día".

Razón Principal # 2

"No se pueden obtener suficientes calorías para mantener y desarrollar músculo al comer menos comidas por día".

Las calorías son importantes, no se puede negar eso. Si regularmente comes demasiados, acumulas libras. Si no comes lo suficiente perderás peso. Lo entendemos. Existen algunos factores diferentes que afectan sus requerimientos de calorías, pero puede calcular aproximadamente cuántas calorías necesita usando este simple cálculo:

Perder peso: peso corporal en lbs x 12 = número total de calorías.

Mantenga el peso: peso corporal en libras x 15 = número total de calorías.

Ganar peso: peso corporal en lbs x 17 = número total de calorías.

Vamos a entrar en más detalles sobre el consumo de calorías y las necesidades de proteínas de su cuerpo un poco más tarde. Pero primero, estamos tratando de obtener suficientes calorías en solo tres o cuatro comidas en lugar de seis o más. Esto se hace de dos maneras: comiendo más en cada comida y ajustando su dieta para incluir algunos alimentos altos en calorías. Aumentar la ingesta de grasas saludables es una buena opción, ya que la grasa proporciona 9 calorías por gramo, mientras que las proteínas y los carbohidratos brindan 4 calorías (energía) por gramo.

"¿Pero no comer más grasa me engorda?"

No si comes los tipos correctos es la respuesta corta. Las grasas "buenas" se encuentran en el pescado, alimentos vegetales como nueces, aguacates y aceitunas, huevos y productos lácteos. Cuando reúna su lista de compras en la parte superior, coma alimentos como salmón, almendras, huevos de corral, atún, aceite de oliva, aceite de coco, leche de coco y mantequilla.

Hubo una idea errónea de larga data de que las grasas saturadas son malas para usted cuando, de hecho, desempeñan varios roles importantes en el cuerpo, incluida la fabricación de hormonas, huesos más fuertes, el fortalecimiento del sistema inmunológico y la mejora de la salud cerebral.

Cinco Razones Por Las Cuales 3-4 Comidas Por Día Son Ideales

Por lo tanto, hemos explicado por qué comer muchas comidas pequeñas cada día no es necesario para desarrollar y mantener los músculos. Claro, funciona, pero puede ser estresante, difícil de mantener y te hace sentir como si estuvieras encadenado a una dieta de moda. Aquí hay cinco razones para comer de 3 a 4 comidas por día, como, por ejemplo, la mayoría de las personas lo hacen.

1 Tomar más tiempo entre las comidas optimiza la leptina (la hormona maestra) y mantiene la insulina sensible.

Descubrir cómo la dieta afecta a nuestro cuerpo a nivel central es observar nuestras hormonas. Las hormonas son mensajeros químicos liberados en la sangre que controlan el funcionamiento de nuestro cerebro y cuerpo. Son responsables de todo, desde el estado de ánimo y el impulso sexual hasta el rendimiento físico y la composición corporal.

La leptina es una poderosa hormona producida en las células grasas, que controla todas las demás hormonas del cuerpo. Comer menos comidas optimiza la leptina. Comer a menudo, especialmente con los tipos incorrectos de alimentos y en grandes cantidades, causa resistencia a la leptina. Esto puede llevar a problemas con el peso, particularmente alrededor de la sección media.

Mike Mahler, experto en optimización hormonal, dice que la mejor manera de salir de la resistencia a la leptina es darle a su cuerpo un descanso de comer grandes cantidades de alimentos a menudo. Para aquellos que intentan perder grasa, quedarse con dos o tres comidas por día, con cinco a ocho horas entre comidas, le dará al cuerpo la oportunidad de usar la grasa corporal almacenada con energía. Para las personas con niveles más bajos de grasa corporal y que buscan ganar más masa muscular, cuatro comidas por día con aproximadamente cuatro horas entre comidas son una mejor opción.

2. Para disfrutar de tu comida y evitar el estrés innecesario sobre la dieta.

La persona promedio solo está despierta 16 horas por día, por lo que para administrar al menos seis comidas pequeñas por día, tendrá que comer cada 2,5 a 3 horas. Todos los días. Cada semana. Esto significa mantener siempre un ojo en la hora de verificar cuándo será su próximo alimento. Significa alterar su trabajo para picar en la oficina, desayunar lo más pronto posible después de levantarse, masticar cuando ni siquiera tiene hambre, comer "en el camino" siempre que esté afuera, siempre pensando en lo que y cuando estés comiendo luego...

No sé sobre ti, ¡pero estoy estresado incluso por leer todo eso! ¿Qué tal si nos relajamos y simplemente disfrutamos de tres o cuatro comidas, cuando en realidad tenemos hambre?

3 para evitar la preparación loca constante.

Cuando solía seguir el viejo consejo de seis comidas por día, tenía un armario lleno de Tupperware. Cerca de 93 contenedores de todas las formas y tamaños, y con innumerables tapas que nunca parecieron encajar. Esto era para todas las comidas pequeñas 'preparadas' que solía hacer por la noche o, a veces, por la mañana.

Debo haber desperdiciado unos 157.5 días de mi vida preparando mi comida "para llevar". La pasta de atún que comería a media tarde entre el almuerzo y la cena, o el batido de proteínas que tendría entre el desayuno y el almuerzo para aumentar las calorías y seguir alimentando mi proteína muscular. ¡Temía que si me perdía una comida, mis bíceps se encogerían de alguna manera!

Una palabra - loco. A menos que tenga su propio chef personal, es una pesadilla mantenerse al día con la preparación de alimentos.

4 Para aliviar el estrés en su sistema digestivo.

El tiempo que tarda en digerir los alimentos varía de persona a persona y también depende del tipo de alimentos que esté comiendo. En una entrevista con los medios de comunicación, el Dr. Anton Emmanuel, gastroenterólogo consultor del *University College Hospital* en Londres, estimó que se necesitan 2-3 horas para que una cena de 600 calorías de asado se descomponga en el estómago antes de pasar por el intestino delgado, el colon y finalmente Se excreta unas 24 horas después.

El bombardeo constante de nuestros estómagos con alimentos con tanta frecuencia inevitablemente llevará al sistema digestivo a luchar por mantenerse al día, los alimentos serán respaldados y nuestra salud intestinal se verá gravemente afectada como resultado. Todo esto a menudo resulta en problemas comunes en la actualidad, como el estreñimiento, el viento, la acidez estomacal y la enfermedad por reflujo gastroesofágico (ERGE).

5 Pasa menos tiempo en el inodoro.

Muy a menudo, aquellas personas que consumen comidas más pequeñas consumirán una cantidad considerablemente mayor de calorías de las necesarias para mantener la masa muscular. Sí, más calorías de buenas fuentes de alimentos, combinadas con un entrenamiento con pesas adecuado, equivalen a más masa muscular. También equivale a más tiempo en el baño cuando te excedes demasiado.

La vida es demasiado corta para estar sentado en el inodoro... esforzándose... ¡y limpiándose el culo 79 veces por semana! Pasé 10 años miserables siendo un esclavo de mi dieta, y cayéndome y levantándome del trono tratando de cumplir con seis comidas por día. Lo odiaba pero persistía porque pensaba que era la única forma de mantener el músculo.

No lo es.

Lista De Control

- No es necesario comer 6 o más comidas pequeñas por día para desarrollar músculo y mantener bajos los niveles de grasa.

- La frecuencia de las comidas es una "cuestión de preferencia personal", siempre y cuando se consuman suficientes calorías y nutrientes a lo largo del día.

- Tomar más tiempo entre las comidas ayuda a optimizar la hormona maestra, la leptina y la sensibilidad a la insulina, lo que hace que el cuerpo sea más eficiente para quemar grasa y desarrollar músculo.

- Comer de manera normal, es decir, 3 ó 4 comidas por día, en lugar del enfoque típico de los culturistas, tiene varios beneficios, como aliviar la tensión en su sistema digestivo y evitar la preparación constante de alimentos.

Capítulo 2:
Las 7 Reglas De Oro
De La Alimentación Limpia

2
Las 7 Reglas De Oro
De La Alimentación Limpia

Comer limpio todo el tiempo es un dolor en el culo. Lo entiendo. Es exactamente por eso que siempre recomiendo comer lo más saludable posible de lunes a viernes y luego relajarme un poco en el fin de semana... sin volverme demasiado loco.

Comer "limpio" en el sentido más amplio significa reducir lo más posible lo siguiente en su dieta: comidas preparadas, comida para llevar, bebidas y alimentos azucarados y, en general, toda la chatarra procesada. También significa mantenerse bien hidratado y asegurarse de que está obteniendo suficientes vitaminas y minerales para darle a su cuerpo las herramientas adecuadas para mantenerse saludable y apoyar sus objetivos de entrenamiento de fuerza.

Podrías entrenar como Rocky Balboa en el gimnasio, pero si tu nutrición apesta, no vas a llegar a ninguna parte. Al mismo tiempo, no tiene que ir a otros extremos y·seguir una dieta muy estricta para estar en buena forma y mantenerse saludable. ¡Eso solo te hará sentir miserable y eventualmente terminarás en un despecho y una juerga de comida chatarra de 17 días!

En serio, si desea realizar cambios positivos y obtener resultados reales de sus esfuerzos en el gimnasio, preste atención a las siguientes Reglas de oro de alimentación limpia. Algunos de ellos pueden estar diciendo lo obvio, otros pueden ser conceptos completamente nuevos para usted. No importa dónde se encuentre en cuanto a su salud y estado físico, estos 7 pasos lo guiarán hacia grandes resultados.

Si su dieta no ha sido la mejor y tiene mucho trabajo por hacer, aquí tiene un consejo: introduzca un hábito positivo por semana. Esto es lo que hago con todos los clientes que se unen a mi programa de entrenamiento personal en línea. Si intentamos cambiar todo de una vez, se vuelve abrumador y te da ganas de renunciar. Si nos enfocamos en un hábito positivo por semana, es decir, deshacemos de las bebidas gaseosas y las reemplazamos con agua, entonces podemos aprovechar cada una y, finalmente, obtener resultados asombrosos al final del programa de 10 semanas.

Coma Limpio Siguiendo Estas 7 Pautas De Oro

1 verde es genial

Esto significa comer más verduras y frutas. Lo que es obvio aquí lo sé, pero seamos honestos, la mayoría de nosotros no comemos suficiente fruta y verdura. Se recomiendan cuatro o cinco porciones por día para proporcionar vitaminas, minerales y una fuente saludable de carbohidratos. Intenta incluirlos en cada comida.

2 La materia blanca no es tan grande...

Estoy hablando de azúcar refinada. El exceso de azúcar en nuestras dietas nos hace engordar y enfermar. Azúcares naturales de frutas dulces-sí. Bebidas gaseosa -complete no-no. Nos ocuparemos de los problemas del exceso de azúcar en su dieta, junto con mis consejos y trucos para reducirla, con mucho más detalle más adelante.

3 Cocinar lo más fresco posible.

Al comprar los ingredientes y preparar la comida usted mismo, usted sabe exactamente lo que está pasando en sus comidas. ¡No hay aditivos poco fiables en el menú! Recomiendo invertir en un vaporizador de verduras y una licuadora. Estos son los dos imprescindibles en mi cocina. El vaporizador ayuda a cocinar las verduras ligeramente para que conserven su bondad. Hervir durante demasiado tiempo, y aún peor, eliminar las vitaminas, los minerales y las enzimas de los alimentos vegetales. Mientras tanto, una licuadora es esencial para hacer batidos de proteínas saludables, ya sea para el desayuno o después del entrenamiento.

4 beber mucha agua

Los hombres deben tomar por alrededor de 3 litros por día, mientras que las mujeres van por alrededor de 2.5 litros. Los médicos estiman que más de la mitad de los estadounidenses están deshidratados crónicamente y esto puede llevar a una multitud de problemas de salud, incluidos dolores de cabeza, aumento de peso, fatiga, dolor en las articulaciones y presión arterial alta.

El entrenamiento con pesas también causa la pérdida de agua a través de la sudoración y, con nuestros músculos compuestos por un 79% de agua, requerimos agua adicional para recuperarse adecuadamente después de un entrenamiento. Compra una botella de agua deportiva y llévala contigo a todas partes. Para trabajar, para ir al gimnasio, cuando sale a pasear al perro. Adquiera el hábito de tener agua a mano y mantenerse hidratado. Por lo general, también nos deshidratamos en la mañana después de sudar mientras dormimos. Tomo una pinta de agua tibia con el jugo de medio limón cuando me despierto, ya que esto mejora la digestión, refuerza el sistema inmunológico, limpia el cuerpo y reduce la inflamación.

5 Cuidado con la larga lista de ingredientes

Debes haber escuchado 'demasiada comida estropean el caldo'. Bueno, demasiados ingredientes suelen estropear la comida. Si la lista de ingredientes en el envase es larga, generalmente significa que el alimento se ha llenado con demasiados aromas químicos, conservantes y aditivos, y es probable que se procese hasta el punto en que haya poco valor nutricional.

Cuando comienzas a ver demasiadas palabras raras que apenas puedes pronunciar, entonces mantente alejado. Estos son algunos ejemplos... Hidroxil-anisol butilado, glutamato monosódico, p-hidroxibenzoato de propilo. ¿Que qué?

6 límites de sal

Por lo general, figuran como "sodio" en el envase, tenga cuidado de que no haya demasiado en lo que está comiendo. La cantidad diaria recomendada de sal es de 6 g - una cucharadita - por día para evitar problemas de salud como la presión arterial alta.

7 Deshazte del microondas

Las microondas quitan la vida de tu comida, privándola de enzimas digestivas, vitaminas y minerales. La mayoría de las comidas preparadas preempaquetadas para el microondas a menudo tienen poco valor nutricional en comparación con una comida cocinada con ingredientes frescos.

Y 7 Maneras De Ayudarlo A Mantenerse En El Camino.

1 evitar el alcohol

Bueno, sabemos que el alcohol es malo para nosotros, pero también lo es la comida chatarra que comemos después. Las resacas bajan nuestro nivel de azúcar en la sangre, nos hacen sentir mal... y usualmente recurrimos a los alimentos menos saludables para tratar de sentirnos mejor. Las personas con resaca naturalmente anhelan azúcar, grasa y carbohidratos simples como una forma rápida de elevar sus niveles de azúcar en la sangre. Si te estás metiendo un poquito como yo, ¡entonces sabrás que las resacas ya no se soportan por un día más!

2 cocinar el doble de la cantidad de comida para la cena

Luego tome otra porción para el almuerzo al día siguiente. Este es un hábito saludable y fácil de adquirir. Cocinar cenas saludables recién hechas regularmente en casa es el camino a seguir para comer limpio, y puede matar dos pájaros de un tiro cocinando abundantemente y comiendo el resto para el almuerzo del día siguiente.

3 No compres comida chatarra.

Seamos honestos, si hay una opción entre lo bueno y lo malo en nuestros armarios, probablemente iremos directamente a por el chocolate, las galletas, las papas fritas, etc. primero. Si están cerca, entonces serán devorados en algún momento. Simplemente elimine la tentación envolviéndolos por completo en el supermercado. Compre abundantes verduras y frutas, y compre bocadillos saludables como paquetes de nueces y pasas, hummus, tortas de avena y mantequilla de maní natural sin azúcar.

4 No golpees el botón de 'repetición' demasiadas veces

Si siempre sales de la cama tarde y corres por la mañana, tu dieta siempre sufrirá. Es difícil comer limpio cuando solo tienes 30 minutos para bañarte, vestirte, lavarte los dientes, ir al trabajo... y luego pensar en llenar tu barriga. Ponga la alarma un poco más temprano de lo normal, vuele de la cama, prepárese un plato delicioso y comience el día de la manera en que quiere continuar.

5 Prepara el desayuno y el almuerzo la noche anterior.

Esta es otra manera de asegurarse de no tomar un desayuno para llevar o comer basura en la carrera... hacer un batido de desayuno saludable la noche anterior. Anteriormente mencioné que una licuadora es un artículo imprescindible en mi cocina y que también podría mejorar su dieta a lo grande.

Mi libro *Preparación de la comida: 50 Recetas sencillas para los adictos a la salud y el bienestar*_incluyen 10 sabrosas recetas de batidos que siempre mezclo durante la semana. También puede simplemente buscar en Google "recetas de batidos saludables" o "batidos de comida limpia" para encontrar un montón de ideas de batidos en línea. Luego, puede agarrar la coctelera mientras sale corriendo por la puerta y beberla en el camino al trabajo, en lugar de pasar por un recorrido de comida rápida para un desayuno grasiento.

6 Piensa en lo mal que te sentirás después.

Cuando se sienta atraído por una mega cantidad de golosinas, dulces y comida rápida, entonces concéntrese en cómo se sentirá después. ¿Cómo te sientes después de un derroche cuando intentas comer limpio? La culpa generalmente se activa bastante rápido, ¿no es así? Y hay una buena posibilidad de que te sientas hinchado, cansado, tal vez incluso un poco enfermo después de una gran comida rápida. Cuando esté luchando contra la tentación de la comida chatarra, primero concéntrese en esta sensación no tan familiar que generalmente ocurre después de que se sale de los rieles. Puede ayudarte a mantenerte en el buen camino.

7 Pícate algo el fin de semana

Como mencioné anteriormente en este capítulo, concéntrese en comer súper limpio de lunes a viernes y luego descuídese un poco el fin de semana. Tomar las decisiones correctas de alimentos de manera consistente es esencial, pero no trate la alimentación y la nutrición como una especie de ejercicio militar. Nunca funcionará, como lo demuestran la mayoría de las dietas de moda a largo plazo. Solo terminarás de nuevo en la plaza uno.

Quédate atrapado en tu comida para llevar favorita un sábado por la noche con un poco de vino. O palomitas y algo de chocolate en el cine. Siempre y cuando no exagere, aún podrá progresar en sus objetivos de salud y bienestar.

Lista De Control

- Las 7 reglas de oro de comer limpio en pocas palabras:

- Comer más verduras y frutas.

- Reduzca el consumo de azúcar refinada, no más de 35 g por día.

- Cocine fresco todo lo posible.

- Limite la sal a no más de 6 g por día.

- Beba 2.5 a 3 litros de agua por día (idealmente incluya una pinta con jugo de limón fresco en eso también).

- Tenga cuidado con los alimentos con demasiados aditivos y conservantes poco fiables, cuyos nombres apenas puede pronunciar.

- Deshazte del microondas... elimina la bondad de tu comida.

- Y 7 maneras de mantenerse en el camino con una alimentación limpia... también en pocas palabras:

- Evita beber tanto como puedas... solo te convertirá en un monstruo que come basura.

- Haga el doble de comida cuando prepare una cena casera - luego coma otra porción al día siguiente.

- Simplemente evada la comida chatarra en el supermercado, porque si está en su cocina, es probable que elija eso antes que los alimentos saludables.

- Levántese temprano para no tener prisa por la mañana y tenga tiempo para preparar un desayuno y almuerzo saludable.

- Alternativamente, haga un batido de desayuno saludable la noche anterior, póngalo en una coctelera y luego tómelo en su camino a puerta al día siguiente.

- Piensa bien en lo mal que te sentirás después del derroche de comida basura: cuanto más lo hagas, más te desanima.

- Coma limpio de lunes a viernes y tómese un descanso el fin de semana para algunas delicias.

Capítulo 3:

El 'veneno'
en nuestras dietas

3
El 'veneno' en nuestras dietas

¿Estás luchando para perder la flacidez alrededor de tu cintura?

...¿Molesto por la falta de definición muscular?

... ¿harto de comer alimentos 'bajos en grasa' sin sabor- aunque no pierda mucha grasa en realidad?

... ¿Te falta energía y atrapas cada resfriado, infección, virus que flota alrededor?

Reducir el consumo de azúcar podría ser la respuesta a sus problemas. Demasiada azúcar refinada a diario causará estragos en su cuerpo, y resultará ser un obstáculo para ponerse en buena forma y lograr una salud óptima. De hecho, a menudo se considera un veneno para el cuerpo. Rebobine a 1957 y el Dr. William Coda Martin clasificó por primera vez el azúcar refinado como un veneno porque está agotado de sus fuerzas vitales, vitaminas y minerales cuando se procesa a partir de plantas de caña de azúcar.

Él dijo: "Lo que queda consiste en carbohidratos puros y refinados. El cuerpo no puede utilizar este almidón y carbohidratos refinados a menos que las proteínas, las vitaminas y los minerales agotados estén presentes. "

Avanzado hacia 1972, el médico y endocrinólogo británico John Yudkin escribió el libro *Pura, blanca y mortal* advertencia de un desastre para la salud debido al aumento en el consumo de azúcar en nuestras dietas occidentales. Y estos días...

- El azúcar refinada contribuye a alrededor de 35 millones de muertes en todo el mundo, según investigadores de la Universidad de California. Comentaron en la revista *Nature* que debería considerarse tan tóxico como el tabaco y el alcohol.

- El cáncer, las enfermedades cardíacas, la diabetes, el síndrome metabólico y una multitud de otras enfermedades se han relacionado fuertemente con el consumo excesivo de azúcar refinada.

- La obesidad infantil se encuentra en niveles récord en los EE. UU., El Reino Unido y en muchos países de Europa donde la comida chatarra procesada llena la mayor parte del espacio en los estantes de los supermercados.

- El gobierno del Reino Unido se vio más presionado en octubre de 2005 para introducir un 'impuesto al azúcar' debido a sus vínculos con la obesidad y los vínculos con enfermedades como la diabetes. Esto ocurrió después de que las nuevas estadísticas muestran que uno de cada cinco niños en el Reino Unido es obeso cuando salen de la escuela primaria.

- En los EE. UU., El número de personas con diabetes debido a problemas crónicos de azúcar en la sangre experimentó un aumento "alarmante" de 26 millones en 2010 a 29 millones en 2014, según los Centros para el Control y la Prevención de Enfermedades.

Creo que he hecho mi punto. El azúcar no solo está directamente relacionado con enfermedades como el cáncer y las enfermedades del corazón, sino también el sistema inmunológico y el robo a su cuerpo las vitaminas y los minerales son esenciales para un cuerpo fuerte y saludable.

Cómo El Exceso De Azúcar Nos Engorda

Demasiada glucosa es el primer problema. Cuando llenamos nuestros cuerpos con demasiado combustible, lo que es muy fácil con los alimentos con alto contenido de azúcar, el hígado queda sin capacidad de almacenamiento. El exceso de azúcar se convierte en ácidos grasos y luego se devuelve al torrente sanguíneo. Esto se almacena como grasa en el abdomen, las caderas, el pecho... y en generalmente en lugares que uno no lo quiere.

El segundo problema es el exceso de insulina. La insulina es una hormona clave en el cuerpo, y se libera en grandes cantidades cada vez que venga a ser un hidrato de carbono " simple " , que incluye pan blanco , papas al horno , panecillos, croissants, cereales, pastel, Bebidas de azúcar, cerveza y todo lo que tenga un jarabe de maíz alto en fructosa en la etiqueta nutricional.

Cuando se disparan los niveles de insulina del cuerpo el proceso de quema grasa se cierra de forma que el azúcar que acaba de ser consumido puede ser utilizado para la energía de inmediato. El azúcar se ha convertido en tus músculos, pero pronto en las reservas de energía muscular están llenas, los azúcares en exceso se convierten y almacenan como grasa corporal. Hay muchas maneras en que puede reducir drásticamente el consumo de azúcar en su dieta y yo compartiré 10 maneras simples que usted puede comenzar a hacerlo hoy. En primer lugar, aquí está un resumen de los diferentes tipos de azúcar.

- Sacarosa: proviene principalmente de la caña de azúcar o la remolacha azucarera.

- Jarabe de maíz con alto contenido de fructosa (HFCS): no es técnicamente un azúcar, es un edulcorante líquido hecho de maíz introducido a nuestras dietas en los años 70.

- Fructosa, maltosa y dextrosa: fuentes de frutas y plantas con almidón.

- Lactosa - proviene de productos lácteos.

Los azúcares se consumen en grandes cantidades en la obesidad y la enfermedad, pero los dos primeros son el verdadero problema. Se eliminan todas las vitaminas y minerales de las plantas de caña cuando se refinan para hacer azúcar blanco común. En este estado, se considera tóxico para el cuerpo por los expertos médicos. Mientras tanto, el JMAF es un producto alimenticio industrial que está lejos de ser natural.

La Asociación Americana del Corazón recomienda que 37.5 gramos (aproximadamente 7 cucharaditas) de azúcar agregada al límite diario para los hombres, mientras que 25 g (aproximadamente 5 cucharaditas) es suficiente para las mujeres. Solo una lata de Cola de 330 ml contiene 35 gramos. Tenga en cuenta que es probable que haya exceso de azúcar en sus alimentos si el azúcar aparece cerca de la parte superior, de la lista de ingredientes. Además, el azúcar no siempre aparece como azúcar. Busque los nombres de sus primos, nombres hechos por el hombre, como el jarabe de maíz alto en fructosa, el jarabe de caña seco y el jarabe de arroz integral. Si hay varios de ellos en la descripción del alimento, entonces yo me alejaría.

10 Sencillos Pasos Para Reducir El Azúcar En Tu Dieta

1   Un bulto, no dos

Tenga un cubo azúcar en su té o café en lugar de dos. Luego reduzca la cantidad de tazas de té / café que tiene todos los días... y gradualmente deje de consumir azúcar.

2   Super stevia

Aún mejor, usa Stevia. Es un edulcorante sin calorías 100% natural con numerosos beneficios para la salud. Los estudios han demostrado que la Stevia puede reducir la presión arterial y combatir la diabetes tipo II.

3 Ir a base de hierbas

En el lugar de té, café o soda. Los té de hierbas son impresionantes, con muchas variedades que están llenas de sabor y también descafeinadas.

4 Deje que las bebidas gaseosas se apaguen.

Si bebe jugo / soda durante el día, redúzcalo gradualmente cambiando un poco por una taza de agua. Deshágase de las bebidas gaseosas reemplazadas con agua.

5 Cambia tu desayuno.

¿Viene el cereal para el desayuno? La mayoría tiene altos niveles de azúcar (hasta tres cucharaditas por cada tazón pequeño de 30 g). Entonces, ¿por qué no intercambiar cereales por gachas o tostadas integrales con huevos revueltos?

6 Deshazte de los postres.

Si tienes postres después de la cena o el chocolate casi todas las noches, entonces córtala un día a la vez.

7 Añade Especias a tu comida

La canela, el jengibre, la nuez moscada y el cardamomo endulzarán naturalmente sus alimentos y reducirán los antojos de azúcar.

8 no compre bocadillos azucarados.

Los antojos de chocolate y otras comidas dulces van y vienen, pero si no tiene estos bocadillos al alcance de la mano en su casa u oficina de trabajo, podrá reducir el consumo de azúcar.

9 En lugar de eso, come una fruta.

Esto puede ayudar a satisfacer los antojos de azúcar y los azúcares naturales que contienen las frutas son más saludables que los azúcares refinados.

10 Lee las etiquetas.

El azúcar no siempre aparece como azúcar. Busque un nombre que incluya jarabe de maíz con alto contenido de fructosa, jarabe de caña seca, sacarosa y jarabe de arroz integral. Es posible que haya una cantidad considerable de azúcar en los alimentos.

¿Llegó el mensaje de azúcar? ¿Fue toda la charla sobre el cáncer, las enfermedades del corazón, la diabetes y la muerte en general tan agradable y estimulante como pretendía? Buen trabajo. Seamos honestos, (probablemente) no caerá muerto después de la próxima barra de Marte tamaño King que coma. Pero si lo desea, puede ser un paso masivo.

Recuerde, el exceso de azúcar se convierte en grasa, y tanto el azúcar refinada como la jarra de maíz con alto contenido de fructosa son los peores delincuentes. No significa que no tengas que renunciar a las golosinas para siempre. Simplemente siga los 10 pasos anteriores y reduzca su consumo de azúcar en general.

Lista De Control

• La azúcar refinada se considera un veneno en muchos círculos médicos y se ha relacionado directamente con varias enfermedades mortales, como la diabetes, el cáncer y las enfermedades cardíacas.

• La sobrecarga de glucosa por el exceso de azúcar hace que el hígado lo convierta en ácidos grasos. Estos se devuelven al torrente sanguíneo y se almacenan como grasa corporal.

• El exceso de azúcar también hace que nuestros niveles de insulina aumenten y, cuando nuestras reservas de energía muscular están llenas, también se almacenan como grasa corporal.

• Busque otras formas de azúcares artificiales como el jarabe de maíz con alto contenido de fructosa, el jarabe de caña seco y el jarabe de arroz integral en las etiquetas de los alimentos. Manténgase claro si hay varios de estos nombres en el empaque.

• Elija algunas o todas estas opciones para reducir su consumo de azúcar:

- Reduzca el azúcar en su té o café.

- Mejor aún, bebe té de hierbas.

- Elegir endulzante natural Stevia en lugar de azúcar.

- Renuncie a los postres después de la cena.

- Reemplace las bebidas gaseosas con agua.

- Agrega especias a tus comidas para más sabor.

- No compre en bocadillos azucarados, hay alternativas más saludables como la fruta.

Lea las etiquetas de los alimentos y preste atención al alto contenido de azúcar.

Capítulo 4:

Haciendo Las Elecciones Correctas De Alimentos

4
Haciendo Las Elecciones Correctas De Alimentos

Desarrollar músculo no es todo acerca de cuánta proteína comes. Perder grasa no es sobre cuánta grasa comes. Y los carbohidratos no son todos malos, a pesar de todo tipo de nuevos carbohidratos bajos o ciclo del carburador Las dietas que oímos hablar de estos días.

La dieta y la nutrición pueden volverse locamente complicadas en la industria de la salud y el ejercicio. Dietas de moda, conteo de calorías, cálculos de macronutrientes y suplementos de lujo. Pero la conclusión es que usted no ganara masa muscular o serán capaces de despojar a la grasa con eficacia si no consigue los fundamentos de hacer la elección de alimentos correctos. Por supuesto, nuestros macronutrientes se dividen en tres categorías: proteínas, carbohidratos y grasas. Cada macronutriente también se puede dividir en dos grupos más... los buenos y los malos.

Sí, las *fuentes* de carbohidratos, proteínas y grasas son las más importantes. El arroz integral es alto en carbohidratos... pero también lo es el pan blanco. El pollo frito es alto en proteínas y grasas... también lo son las almendras. ¿Cuál elegirás? Vamos a tomar cada uno de los tres macronutrientes y ordenar lo bueno de lo malo.

Carbohidratos

Los carbohidratos son la principal fuente de combustible del cuerpo y es una batalla directa entre los carbohidratos complejos (los buenos) y los simples (malos). Los carbohidratos complejos son sin procesar y contienen la fibra que se encuentra naturalmente en los alimentos, mientras que los carbohidratos refinados se han procesado y se les ha eliminado la fibra natural.

Los carbohidratos simples están compuestos de azúcares fáciles de digerir con poco valor nutricional para su cuerpo. Cuanto más alto sea el azúcar, peor es el carbohidrato para ti. Obviamente las galletas, dulces y postres están entre los peores delincuentes, pero todavía puedes disfrutarlos ocasionalmente.

Una opción mucho mejor es que su ingesta diaria esté compuesta principalmente de carbohidratos complejos. Dietistas y nutricionistas comparan los alimentos con carbohidratos según su índice glucémico. Básicamente, esto se refiere a qué tan rápido y qué tan alto aumentará su azúcar en la sangre después de comer carbohidratos. Los alimentos de bajo índice glucémico son más saludables y la mayoría, pero no todos, los carbohidratos complejos entran en esta categoría.

Los Chicos Buenos : fuentes de carbohidratos complejos incluyen: verduras, frutas, cereales integrales, arroz integral, frijoles, legumbres, nueces y semillas. Rellénate con estos.

Los chicos malos : los alimentos de carbohidratos simples comunes incluyen: Pasteles y galletas, pasteles y postres, pan blanco, pasta blanca, arroz blanco.   Limite estos

Proteína

El papel principal de la proteína es el crecimiento y reparación de los tejidos. Olvídate de desarrollar músculo sin un suministro decente de proteínas. Pero, ¿cuánta proteína necesitamos exactamente? Eso es algo que profundizaremos más adelante. En primer lugar, vamos a descomponer las proteínas. La proteína está formada por "aminoácidos", que son los componentes básicos del cuerpo para la reparación y el desarrollo muscular. También juegan un papel en la energía, la pérdida de peso y la función cerebral. De los 20 aminoácidos, hay nueve 'esenciales', que el cuerpo humano no puede producir.

¿Qué debería haber en el menú para desarrollar músculo? Las fuentes de alimentos se consideran 'proteínas completas', lo que significa que contienen los nueve aminoácidos esenciales, o una combinación de 'proteínas incompletas' para garantizar que cubra todas las bases. Las proteínas completas son principalmente alimentos de origen animal y algunas fuentes de origen vegetal. Estos incluyen: carne, pollo, pescado, productos lácteos, huevos, quinoa, trigo sarraceno, semillas de cáñamo.

¿Ya has buscado en Google los dos últimos? No, tampoco están en mi lista de compras. Y no te asustes si eres vegetariano o vegano. Aún puede tomar todos los aminoácidos esenciales y desarrollar músculo al disfrutar de una variedad de fuentes de proteínas incompletas, como nueces, semillas, granos y verduras. También hay algunos impresionantes suplementos de proteínas de origen vegetal, como la proteína de arroz integral y la proteína de mezcla vegana, que cambié hace años.

Personalmente, evito la carne roja y no como mucha proteína animal, aparte del pollo 3-4 días por semana. A mi cuerpo le resulta más difícil digerir la carne y creo que hay verdad en los argumentos de que demasiada proteína animal es mala para nuestra salud. No estoy tratando de convencerlo de ninguna manera, lo dejaré a usted para que haga su propia investigación.

Las grasas

La grasa obstruye tus arterias. La grasa te hace engordar. La grasa causa obesidad. La grasa comenzó la Segunda Guerra Mundial... Calculo que la grasa tiene una mala reputación. Durante décadas, el establecimiento médico nos hizo creer que la grasa es la causa principal de nuestros problemas de salud. *'Coma una dieta baja en grasas y perderá peso'* que nos *dijeron.* *"Reducir la grasa para una mejor salud "* ellos prometieron.

Hecho: Lo ' bajo en grasa ' La dieta fue recomendada por primera vez a los estadounidenses en 1977. Sin embargo, la obesidad se ha más que duplicado desde entonces.

Hecho: La dieta mediterránea estándar es tan alta como 40% de grasa, sin embargo, las investigaciones han demostrado que reduce el riesgo de enfermedades cardíacas y accidentes cerebrovasculares en alrededor de un tercio.

Hecho: Comer las grasas saturadas satánicas, que nos han dicho que debemos evitar, es la mejor manera de reducir una sustancia llamada lipoproteína. Que está fuertemente vinculado a las enfermedades del corazón.

Al igual que los carbohidratos, hay buenos y malos cuando se trata de grasa. Hay cuatro tipos principales de grasas: saturadas (buenas), monoinsaturadas (buenas), poliinsaturadas (bueno, pero cuando tenemos calor tenemos un problema) y grasas trans (malas).

Aquí cómo resumir toda la situación arriba:

- Las grasas saturadas son mejores para nosotros de lo que nos hicieron creer.

- Las grasas trans (también conocidas como hechas por el hombre) deben evitarse como la plaga.

- Los monoinsaturados son buenos para nosotros.

- Las grasas poliinsaturadas están bien con moderación.

Los Chicos Buenos : Pescado, grasa animal sin refinar, alimentos vegetales como nueces, semillas, aceitunas y aguacates, huevos y productos lácteos, aceite de oliva, aceite de coco, etc.

Los chicos malos : Alimentos fritos, productos horneados, margarina y bocadillos procesados. También he acumulado aceites vegetales (como girasol, maíz, canola, etc.) con los malos, pero todavía hay debate sobre si son buenos para nosotros o no. Me equivoco en el lado de la precaución. Limite o elimine estos.

"¿Las Grasas Saturadas No Son Malas Para Nosotros? ..."

Puedo escuchar a algunos lectores decir esto ya. Todavía hay mucho debate sobre las grasas saturadas, pero parece que los expertos en salud finalmente se están poniendo al día con la idea de que los azúcares agregados son el enemigo público #1, con grasas trans artificiales hechas por el hombre (utilizadas en los gustos del aceite vegetal y la margarina) también culpable. Muchos de los principales investigadores médicos y los mejores expertos en salud y acondicionamiento físico, incluidos los muy respetados Charles Poliquin y Mark Sisson, han argumentado durante mucho tiempo que las grasas saturadas no solo son buenas para nosotros, sino que también desempeñan un papel muy importante en el cuerpo.

Mark Sisson, de Mark 's Daily Apple, recomienda grasas saturadas en productos de origen animal y aceites de oliva virgen extra como parte de una dieta saludable. A menudo escribe sobre su importancia en la función inmune, mejorando la absorción de calcio y proporcionando vitaminas solubles en grasa. La difunta Mary Enig PHd, nutricionista e investigadora, había estado gritando acerca de cómo nos equivocamos con las grasas saturadas durante años. Pasó décadas estudiando el papel de las grasas en la dieta y cuestionó los puntos de vista médicos generalizados de que los altos niveles de grasas saturadas causaban enfermedades del corazón.

Enig, que fue galardonado con el Master del Colegio Americano de Nutrición, argumentó que los alimentos ricos en grasas saturadas naturales, como la mantequilla y el aceite de coco, son *beneficiosos* para la salud del corazón. *Ella escribió: "Las grasas saturadas, tan difamadas, que los estadounidenses intentan evitar, no son la causa de nuestras enfermedades modernas. De hecho, juegan muchos papeles importantes en la química del cuerpo. La evidencia científica, honestamente evaluada, no respalda la afirmación de que las grasas saturadas 'obstruidas las arterias' causan enfermedades del corazón".*

La Asociación Americana de Corazón aún nos aconseja limitar las grasas saturadas, argumentando que los estudios han demostrado que aumenta el nivel de colesterol "malo". Algunos otros expertos médicos todavía creen que demasiada grasa saturada contribuye a la enfermedad cardíaca. Estoy en el campamento de grasas pro-saturadas y calculo que las grasas representan alrededor del 30% -40% de mi dieta. Mis principales fuentes son la mantequilla, las nueces y la leche de coco.

Comer Para Tu Tipo De Cuerpo

Los alimentos nos proporcionan el combustible y los nutrientes necesarios para la reparación, el crecimiento y el desarrollo. Entonces, ¿cuánta proteína, carbohidratos y grasas debe tomar una persona involucrada en el entrenamiento de fuerza para ganar músculo magro y mantener baja la grasa corporal? El Instituto de Medicina calculó un rango aceptable de distribución de macronutrientes para las personas activas como: carbohidratos (45% -65%), proteínas (10% -35%) y grasas (20% -35%).

Nuestros cuerpos son diferentes por lo que no hay ninguna proporción perfecta de los macronutrientes que se aplica a todos, pero por averiguar nuestro tipo de cuerpo podemos tener una idea clara de cómo mezclar nuestros hidratos de carbono, proteínas y grasas. *Los* tipos de cuerpo *ectomorfo, mesomorfo* y *endomorfo* tienen diferentes tasas metabólicas y respuestas hormonales a los alimentos. Yo era un ectomorfo 100% (también conocido como súper flaco) antes de que comenzará el entrenamiento con pesas, pero yo diría que estoy más entre ectomorfo y mesomorfo ahora que lo he logrado conseguir y conservar la masa muscular debido a años de entrenamiento.

Ectomorfo

Este es el tipo de cuerpo 'ganador duro'. Personas naturalmente más delgadas que tienen un metabolismo más rápido y una mayor tolerancia a los carbohidratos. Pueden comer más comida chatarra que la mayoría y, en general, salirse con la suya. Su división típica de macronutrientes podría ser: carbohidratos 55%, proteína 25%, grasas 20%.

Mesomorfo

La gente flaca y los tipos más pesados aman odiar. Tienen un físico naturalmente atlético con más masa muscular y parecen estar en buena forma con menos esfuerzo. Carbohidratos moderados con mayor proporción de proteínas y grasas. La proporción típica sería: carbohidratos 45%, proteína 35%, grasas 20%.

Endomorfo

Las personas con estos tipos de cuerpo se amontonan en el músculo con facilidad, pero tienen un marco más grande y redondo y pueden luchar para perder peso. Su dieta debe tener menos carbohidratos, con más proteínas y grasas saludables. Relación típica - carbohidratos - 35%, proteína - 35%, grasas - 30%.

Estos son solo promedios y las proporciones se pueden ajustar según el objetivo en particular en ese momento. Por ejemplo, un endomorfo que quiere perder peso podría reducir los carbohidratos hasta un 10-15%, aumentar la cantidad de alimentos con proteínas y agregar algunas fuentes de alimentos grasos más saludables. O un mesomorfo, que no es gordo ni delgado pero está buscando desarrollar un paquete de seis, también puede reducir los carbohidratos para que el cuerpo recurra a las reservas de grasa para obtener energía.

Sea cual sea la categoría que se divide, o si usted está dividido entre dos, ajuste sus proteínas, carbohidratos y grasas para adaptarse. Si tiene sobrepeso y tiene un marco más grande, tendría sentido reducir su consumo de carbohidratos, mientras que si es demasiado delgado puede consumir carbohidratos con más regularidad para ayudar a añadir un poco de peso.

- Carbohidratos: más de la variedad 'compleja', menos de la 'simple'. Llénese con verduras, frutas, cereales integrales, arroz integral, frijoles, legumbres, etc.

- Proteínas: la carne, las aves de corral, el pescado, los productos lácteos, los huevos y los alimentos de origen vegetal, como la quinoa, el alforfón y las semillas de cáñamo, son todas buenas fuentes.

- Grasa: evite las grasas trans (alimentos fritos, margarina, etc.) tanto como pueda. En su lugar, consuma grasa de pescado, grasa animal sin refinar, aceite de coco, aceite de oliva, alimentos vegetales como nueces, semillas, aceitunas y aguacates, huevos y productos lácteos.

Lista De Control

- Los carbohidratos son la principal fuente de energía del cuerpo y se dividen en dos tipos: "complejo" (los buenos) y "simple" (los malos).

- Las mejores fuentes de carbohidratos: verduras, frutas, cereales integrales, arroz integral, frijoles, legumbres, frutos secos y semillas. Llénate con estos.

- Las peores fuentes de carbohidratos: pasteles y galletas, pasteles y postres, pan blanco, pasta blanca, arroz blanco. Limite estos.

- La proteína construye músculo como una de sus funciones principales es la reparación y el crecimiento de los tejidos. La proteína está formada por aminoácidos que completan este proceso.

- Excelentes fuentes de proteínas: carne, aves, pescado, productos lácteos, huevos, quinoa, nueces, semillas, suplementos de proteína en polvo a base de plantas.

- No todas las grasas son malas para nosotros y, a pesar de los años de información errónea acerca de que las grasas saturadas no son saludables, se argumenta ahora que las grasas saturadas desempeñan un papel importante en nuestros cuerpos, como estimular el sistema inmunológico, la fabricación de hormonas y fortalecer los huesos.

- Excelentes fuentes de grasa: pescado, grasa animal sin refinar, alimentos vegetales como nueces, semillas, aceitunas y aguacates, huevos y productos lácteos, aceite de oliva, aceite de coco.

- Fuentes de grasa para evitar: alimentos fritos como papas fritas, patatas fritas, pasteles, margarina, bocadillos procesados, aceites vegetales como el girasol, el maíz y la canola.

- El tipo de cuerpo ectomorfo, naturalmente más delgado, tiene un metabolismo más alto y una mayor tolerancia a los carbohidratos. Su división típica de macronutrientes sería alrededor de: carbohidratos 55%, proteína 25%, grasas 20%.

- El 'mesomorfo', también conocido como tipo de cuerpo naturalmente atlético, comería aproximadamente alrededor de: 45% carbohidratos, 35% proteína y 20% grasas.

- El marco más grande y redondo "endomorfo" que agrega músculo fácilmente debería tener menos carbohidratos. Su proporción típica sería alrededor de: carbohidratos - 35%, proteínas - 35%, grasas - 30%.

Capítulo 5:

Cómo Romper Hábitos Alimenticios Poco Saludables

5

Cómo Romper Hábitos Alimenticios Poco Saludables

En estos días cada vez que un visitante entra en mi sala de estar, me dan una mirada divertida.

Contemplan la esquina más alejada de la habitación, tratando de averiguar lo que no está bien, y luego se dan cuenta unos 7 segundos más tarde. (He contado el tiempo).

"¿Dónde está el televisor?" Un amigo tras otro pregunta. El soporte de la televisión está allí. Los DVD todavía están apilados cuidadosamente debajo, y las fotos familiares están donde siempre se están también. ¿Pero el gran televisor de 50 pulgadas que una vez ocupó parte de la habitación? Ha sido relegado al piso de la habitación de repuesto en la que apenas entro.

¿Por qué? Porque fue una gran distracción y me mantuvo fuera de curso mientras trataba de terminar de escribir este libro. ¿Mirar las peleas de UFC del fin de semana en la televisión o sentarse para concentrarse y escribir? La televisión ganaría. ¿Viendo tres episodios consecutivos de Animal Planet o sentándote en mi computadora portátil para escribir más sobre el libro? Lo has adivinado, la televisión volvería a ganar.

Me di cuenta de que la única forma de resistir la tentación y continuar con un trabajo real era eliminar la " recompensa" de ver la tele. Había tantos cables conectados al televisor, y cargarlo todo a el piso de arriba era un poco de ejercicio. Cada vez que miro la televisión ahora pienso en todas las molestias que me llevaría bajarla, volver a conectarla, etc.

Mi inteligente táctica de productividad funcionó, trabajo hecho. Mis clientes han aplicado con éxito tácticas similares para encaminar su dieta. Usted también puede.

Alan, uno de mis antiguos clientes, no solo veía demasiada televisión. Comió demasiado chocolate mientras lo hacía y, aunque después se sintió culpable como el infierno, quedó enganchado. Me dijo que era la misma rutina todos los días: cenar, lavar los platos, poner el hervidor y luego tomar una barra de chocolate del armario al lado del fregadero.

Los dulces después de la cena se habían convertido en un mal hábito. Casi se volvió tan rutinario como lavarse los dientes cada mañana. Siempre le digo a mis clientes que tiren el azúcar - pero la fuerza de voluntad no va a ser suficiente.

Le expliqué a Alan que teníamos que eliminar la " recompensa " en este escenario para él poder llegar a cualquier parte. Si no lo hiciéramos, no tenía ninguna posibilidad de abandonar este hábito poco saludable y mejorar su dieta.

Este es exactamente el tipo de enfoque que le recomiendo que tome para mejorar su dieta y nutrición. Eliminar gradualmente los hábitos negativos de uno en uno. Reemplácelos gradualmente con hábitos positivos uno a la vez.

Hay una manera específica para hacerlo con eficacia y para entender cómo se puede lograr con éxito, voy a explicar cómo funcionan los hábitos.

Cómo Superar Sus Hábitos Alimenticios Poco Saludables

Si tiene gusto por lo dulce, o tal vez bebe demasiado alcohol un viernes por la noche, no es tan simple como sentirse determinado y decir: "Definitivamente voy a reducir". Claro, puede pegarse a sus armas por dos o tres días, pero su fuerza de voluntad probablemente se debilitará y cederá... porque comer o beber de esta manera se ha convertido en un hábito poco saludable. Estos hábitos forman un programa en su mente y es extremadamente difícil desviarse de ese programa.

Aquí es cómo se forma un hábito: Provocación> rutina> recompensa. Es como un escenario de bucle.

Nivel 1

Provocación/Desencadenante-Alan termina su cena e inmediatamente piensa en comer algo dulce después.

Etapa 2

Rutina: Alan lava los platos, pone el hervidor y luego se dirige directamente al armario de chocolate con una gran sonrisa en su rostro.

Etapa 3

Recompensa: se abre camino a través del chocolate como si se sintiera complacido conmigo mismo... otra vez con una gran sonrisa cursi en su rostro. (Luego se golpea a sí mismo después por ceder a la tentación).

Este es otro ejemplo de cómo se podría aplicar para reducir el consumo de alcohol. Otro antiguo cliente, Scott, compraría en Marks & Spencer específicamente los fines de semana porque harían una oferta especial de "comida para dos". Básicamente, conseguiría una comida muy buena para dos (su comida es increíble) y una botella de vino por solo £10. Pensó que este valor era tan bueno que comenzó a comprar la oferta de comida todos los viernes por la noche para él y su novia.

El problema era que esa botella de vino no era suficiente y que compraría otra un poco más tarde. Lo siguiente que sabe es que está acostado en la cama al día siguiente con una resaca apestosa, se salta del gimnasio y luego se dirige a McDonald's para comprar comida chatarra y sentirse mejor. ¿Suena familiar?

Cuando observa correctamente este escenario, puede ver cómo se desarrolla en el bucle de hábitos.

Nivel 1

Provocación/Desencadenante: es viernes por la tarde y el pensamiento surge en la cabeza de Scott de que la oferta de comida de Marks & Spencer comienza de nuevo hoy. Él siempre recuerda porque es un hábito por ahora.

Etapa 2

Rutina: se dirige directamente hacia allí para asaltar los estantes y tomar una botella de vino antes de que todo lo bueno se haya ido.

Etapa 3

Recompensa: disfruta de la comida y el vino con su novia... pero no disfruta tanto de la resaca del día siguiente.

Para romper estos hábitos poco saludables necesitamos romper el bucle de hábitos. ¿La mejor forma de hacer eso? Quita la recompensa.

Ahora puedes ver por qué el televisor de mi sala de estar no tiene TV, y mis compañeros piensan que soy un poco raro. Ahora entenderá por qué Alan decidió dejar de comprar chocolate en el supermercado para almacenarlo todo en el armario de la cocina. Y te darás cuenta de por qué Scott ahora pide una comida para llevar china para una delicia del viernes por la noche... porque no es una oferta de comida que también viene con el vino.

Todo el mundo tiene sus hábitos poco saludables cuando se trata de dieta y nutrición. Tratar de comer limpio todo el tiempo no es un trabajo fácil, seamos honestos. Pero puede hacer un progreso constante si toma medidas para romper el bucle de hábitos.

Pase 10-15 minutos pensando en cómo podría mejorar su dieta y considere el escenario provocación>rutina>recompensa. Identifique formas en que podría eliminar las recompensas por completo para mantenerse en el camino correcto y, finalmente, eliminar los hábitos que lo frenan.

Es posible que el cambio no se produzca tan rápido como quisiera y no siempre es fácil. Pero con tiempo y esfuerzo, prácticamente cualquier hábito puede ser remodelado.

Cambiar Solo Un Hábito A La Vez

He mencionado esto en otra parte del libro, pero siempre vale la pena repetir: no trate de cambiar todo a la vez. Terminarás sintiéndote abrumado y no llegarás muy lejos. Recomiendo seleccionar un hábito poco saludable que pueda reemplazar con uno positivo por semana.

Cualquier cosa que pueda hacer para reducir el consumo de azúcar y alcohol es un buen lugar para comenzar. Mantenga este hábito, pero luego en la segunda semana elija otro, y así sucesivamente. Estos hábitos positivos aumentan, usted gana ímpetu y, en un mes o así, podría ver grandes cambios en su salud, cuerpo e incluso sus niveles de confianza. Cada vez que se adhiere a su hábito positivo, gana un poco más de autoestima y se respeta más a sí mismo. Todas las cosas pequeñas son importantes y suman grandes resultados a lo largo del tiempo.

Capítulo 6:

Calorías

6
Calorías

Así que este es el trato: no voy a hablar sobre las calorías e insistir en que comience a contarlas en cada comida, todos los días, todas las semanas. Eso haría la vida bastante molesta. Y no quiero que te conviertas en algún tipo de matemático de Rain Man como un efecto secundario de intentar estar en buena forma.

PERO... voy a ser sincero y le diré que las calorías son bastante importantes cuando se trata de alcanzar sus metas de salud y bienestar. La conclusión es: si no ingieres suficientes calorías no tienes oportunidad de desarrollar músculo, y si estás tratando de perder peso y desarrollar músculo magro, entonces tendrás que estar en un déficit de calorías por un período.

Una kilocaloría (kcal), mejor conocida como caloría, es una medida de la cantidad de energía en nuestros alimentos. Suministra a nuestro cuerpo combustible para pasar el día, nuestras actividades, nuestros entrenamientos, etc. Si tomamos regularmente más de lo que gastamos, aumentamos de peso, y viceversa. Cuando los clientes acuden a mí por primera vez y me dicen sus objetivos de acondicionamiento físico, una de las primeras preguntas que les hago es: *"¿Sabe aproximadamente cuántas calorías ingiere cada día?"*

Todavía tengo que conocer un solo cliente que lo haga. Y eso es genial porque ¿quién quiere estar rastreando los números todo el tiempo cuando disfrutamos de nuestra comida? Pero cuando tenemos un objetivo de acondicionamiento físico particular para alcanzar, nos ayuda a llegar mucho más rápido cuando conocemos nuestros números de calorías. Cuando alcanza su nivel ideal de peso/tamaño, no tiene que ser tan preciso, pero aún así es realmente beneficioso saber *aproximadamente* cuántas calorías debe ingerir en un día promedio, y una *idea justa* de cuántas calorías contiene tus comidas

No es tan aburrido como parece porque una vez que ha estado rastreando las calorías por un tiempo, pronto aprende aproximadamente cuánto contiene la mayoría de los alimentos comunes que come. Para mí, personalmente, consumo alrededor de 2,300-2,700 calorías por día para mantener los músculos y mantener el mismo peso. Si como menos de 2,000 calorías por día durante una semana o más, pierdo peso.

La mayoría de las personas que buscan apoyo de mi parte tienen sobrepeso y quieren perder peso y desarrollar músculo. Reducimos sus calorías diarias, junto con un programa de entrenamiento de fuerza, para centrarnos principalmente en eliminar el exceso de grasa corporal. Luego haremos ajustes de calorías y continuaremos levantando pesas para desarrollar músculo. Si una persona delgada me dice que lucha para ganar incluso una sola libra de músculo, aumentaremos sus calorías junto con la implementación de un programa de entrenamiento con pesas que consiste principalmente en ejercicios compuestos.

Una Fórmula Simple Para Resolver Sus Requerimientos Diarios De Calorías

Cuantas calorías exigimos cada día dependa de varios factores, incluidos el sexo, la edad, la altura, el peso y los niveles de actividad. Pero sin ser demasiado complicado y tratando de hacer que una ciencia perfecta, hay en realidad un simple cálculo para averiguar más o menos cantidad de calorías que una persona activa promedio requiere. ¿Cuántas calorías debes consumir? Haz las matemáticas...

<u>Mantenimiento:</u> *Peso corporal en lbs x 15 = cantidad de calorías*

Aumento de <u>peso:</u> *peso corporal en libras x 17 = cantidad de calorías*

<u>Pérdida de grasa:</u> *peso corporal en lbs x 12 = cantidad de calorías*

Por lo tanto, las sumas para un individuo de 160 libras que apunta a ganar peso y tamaño mientras construyen músculo se consumiría por alrededor de 2,700-2,800 calorías (160 x 17 = 2,720). O una mujer de 170 libras que busca perder grasa apuntaría a alrededor de 2,000 calorías por día (170 x 12 = 2,040).

Estas ecuaciones son pautas efectivas para cada objetivo y lo mantendrán en lo correcto cuando se trata de calorías. Pero ellos no están escritos en piedra y se puede ajustar ligeramente a medida que avanza. Por ejemplo, Soy ganador duro que lucha para ganar masa muscular. Si realmente no estaba viendo mucho progreso después de unas pocas semanas podría en realidad aumentar mi peso corporal multiplicando el 17 a 18.

Alguien determinado a perder grasa podría multiplicar su peso corporal por 11 en lugar de 12 para reducir sus calorías un poco más. Al ajustar las calorías según sea necesario, al elegir los alimentos correctos y al levantar pesas regularmente, estará bien encaminado para alcanzar sus objetivos y ver cambios reales en su cuerpo.

Construyendo Músculo Y Perdiendo Grasa - Simultáneamente

Ganancia muscular y pérdida de grasa, al mismo tiempo. Se puede hacer. Sabemos que necesitamos suficientes calorías para ganar músculo y un déficit de calorías para quemar grasa.

Ahora también sabemos cómo calcular aproximadamente cuántas calorías necesitamos en función de nuestros objetivos personales. Las calorías son clave para todo lo que va a planificar... pero no acabará de obtenerlos de la comida y la bebida que pasa a nuestros labios ese día. También podemos recurrir a la grasa corporal almacenada, que son esencialmente calorías almacenadas, para alimentar nuestros entrenamientos y esfuerzos de construcción muscular.

Siempre que hay un déficit de calorías, el cuerpo a su recurrirá a las reservas de grasa para obtener energía. Si está usando esa energía para levantar objetos pesados en el gimnasio entonces estamos consiguiendo 2 por el precio de 1 aquí... perder el exceso de grasa con el fin de desarrollar el músculo.

Volviendo al ejemplo anterior sobre la mujer de 170 libras que intenta perder grasa. Resolvimos que ella debería consumir alrededor de 2,000 calorías por día para lograr esto. Sus calorías de mantenimiento, incluido el ejercicio, deberían haber sido alrededor de 2.500. ¿Dónde obtendrá su cuerpo las 500 calorías que faltan para obtener energía y desarrollar músculo? Al quemar la grasa corporal. Hay aproximadamente 3.500 calorías en una libra de grasa. 500 calorías por 7 días equivalen a una libra completa de grasa corporal que se pierde al tiempo que alimenta el desarrollo muscular.

Una Herramienta Superior Para Rastrear Calorías... Y Optimizar Su Dieta

La aplicación 'MyFitnessPal' hace todo, además de gritar "¡No te comas eso!" - para optimizar tu dieta y llevar un registro de tus calorías. Es gratis para descargar en las tiendas de aplicaciones de iTunes y Android y lo uso con todos mis clientes de entrenamiento personal en línea.

¿Calculando tus objetivos calóricos? ¿Averiguar cuánta proteína/ carbohidratos/grasa está consumiendo? ¿Guardando comidas y recetas regulares? ¿Incluso escaneando los códigos de barras de sus paquetes de alimentos? Esta increíble aplicación lo hace todo por ti. Es fácil de usar y lo ayudará a alcanzar sus metas de salud y bienestar más fácilmente. También hay videos de demostración de la aplicación en YouTube para cualquier persona que lo encuentre un poco complicado al principio.

Lista De Control

• Una kilocaloría (kcal), mejor conocida como caloría, es una medida de la cantidad de energía en nuestros alimentos. Suministra a nuestro cuerpo con combustible para pasar el día, nuestras actividades, nuestros entrenamientos, etc.

• Si consumimos regularmente más calorías de las que gastamos, aumentamos de peso, y viceversa.

• No tiene que contar cada una de las calorías, pero si su objetivo de acondicionamiento físico es perder peso o aumentar de peso, debe tener una idea clara de su promedio de calorías cada día.

• La fórmula de calorías simplificada:

• Mantenimiento: Peso corporal en lbs x 15 = cantidad de calorías

• Aumento de peso: peso corporal en libras x 17 = cantidad de calorías

• Pérdida de grasa: peso corporal en lbs x 12 = cantidad de calorías

• Siempre que haya un déficit de calorías, el cuerpo recurrirá a reservas de grasa para obtener energía. Si estás usando esa energía para levantar pesos pesados en el gimnasio, entonces es 2 por el precio de 1... Perder el exceso de grasa para desarrollar músculo.

• ¿Quieres la respuesta simple para rastrear calorías y monitorear tu nutrición? Descarga la aplicación MyFitnessPal y configura una cuenta gratuita.

Capítulo 7:

¿Realmente Necesitamos Toda Esa Proteína?

7
¿Realmente Necesitamos Toda Esa Proteína?

El mundo se ha vuelto un poco mental para las proteínas. La gente que apenas hace ejercicio está tomando batidos de proteínas en estos días, puedes comprar Weetabix 'Proteína' en el supermercado, y estoy bastante seguro de que vi una barra de Proteína *Mars* en una tienda el otro día. Vamos, ¿en serio?

Las personas que hacen entrenamiento de fuerza generalmente terminan bastante obsesionadas con las proteínas. Huevos para el desayuno, pollo para la cena, batido de proteínas inmediatamente después del entrenamiento. Lo que conlleva... si se trata de pan integral, verduras, pastas... generalmente es una idea posterior. Por lo general, estamos demasiado ocupados tratando de descubrir otra manera de cocinar nuestra pechuga de pollo primero.

Pero ¿es realmente necesario? ¿Realmente necesitamos TODA esa proteína?

Resulta que no lo necesitamos, y me tomó la mejor parte de 15 años (y 4,093 latas de atún) para realizarlo. Es por eso que todo este capítulo está dedicado a desacreditar el mito de que se necesitan grandes cantidades de proteínas para mantener o desarrollar músculo. Este libro cuesta menos que el precio de una tina de proteína en polvo y si hubiera sabido hace años lo que sé ahora, habría ahorrado una fortuna en alimentos y suplementos. Solo este capítulo podría ahorrarle dinero, y posiblemente incluso su salud.

He oído historias de entrenadores personales que dicen a las mujeres a comer 180g, 200g o más de proteína por día mientras que hace el entrenamiento de fuerza. Estas mujeres de 125 libras se están cargando de batidos de huevos, tocino, proteína de suero de leche... luchando por superar todo el día para alcanzar sus objetivos de proteínas. Luego se sorprenden cuando están hinchadas, se pedorreándose como locas y están constantemente constipadas. Pongamos ese tipo de ingesta de proteínas en perspectiva...

Arnold Schwarzenegger, el mejor culturista de todos los tiempos, con un peso de 220 lb, de pie, 6 pies y 2 pulgadas de estatura, solo consumía alrededor de 150 g de proteína. Fue entonces cuando competía por el título de Mr Olympia, que ganó siete veces. Mientras tanto, estas mujeres están comiendo MÁS proteínas que él, no tiene ningún sentido. Todos sabemos que la proteína construye el músculo... pero, de nuevo, ¿realmente necesitamos TODA esa proteína?

Hice una gran cantidad de investigaciones sobre este tema porque, seamos sinceros, hay muchos consejos sobre dieta, nutrición, suplementos, macronutrientes, micronutrientes... que a veces te dan ganas de comer pizza y decirle al mundo de la salud y el fitness que se jodan. Me sorprendió mucho lo que descubrí y parece que algunos mitos de proteínas han sido difundidos por los "expertos" y la industria de suplementos de proteínas de miles de millones de dólares durante décadas.

Podría atragantarse con su batido de proteínas mientras lee esto, pero ¿qué pasaría si alguien le dijera eso?...

- Probablemente podría reducir su ingesta de proteínas a la mitad, y aún así desarrollar y mantener el músculo.

- Uno de los culturistas más famosos del mundo solo comía 60 g de proteínas por día.

- Un atleta que consumía 300 g de proteínas por día se sorprendió al descubrir que la mayor parte se iba a desperdiciar... y, como resultado, estaba desarrollando problemas de salud preocupantes.

• Las calorías son un factor más importante de lo que crees cuando se trata de desarrollar músculo.

• Nuestros cuerpos realmente pueden reciclar los aminoácidos en sí mismos, lo que significa que hay menos necesidad de un alto suministro constante de proteínas.

Cuando se trata de desarrollar músculo y desarrollar un físico fuerte y delgado, la gran mayoría de los expertos en la industria de la salud y el acondicionamiento físico nos dirá: "Coma más proteínas. Coma más proteínas... luego tome otro plato de proteínas. " Se nos dice simplemente aumentar nuestro número de proteínas, entrenar duro... y el músculo vendrá. El consejo estándar proporcionado por los culturistas es: "Necesitas 1 g de proteína por 1 libra de peso corporal."

Algunos anuncios publicitarios en revistas de salud y ejercicio (que son pagados un dineral por las compañías de suplementos de proteínas graciosamente...) nos dicen que necesitamos tanto como 300 o 400 gramos para desarrollar el músculo máximo. Así, mientras que estamos tratando de consumir en el equivalente de 10 pechugas de pollo, o 12 latas de atún, u 8 batidos de proteínas, tal vez vale la pena preguntar ¿que ocurrió realmente con estos números de todos modos?

Esta idea <u>más proteína=más musculo</u> parece demasiado simplista. Dos factores muy importantes son a menudo ignorados/olvidados sobre...

Absorción de proteínas: un sistema digestivo saludable puede procesar adecuadamente los alimentos que ingerimos para proporcionar energía, extraer los nutrientes para nutrir nuestras células y ayudar a desarrollar y reparar los músculos. El problema es que un alto porcentaje de personas que viven en el mundo occidental <u>no</u> tienen sistemas digestivos sanos debido a la basura procesada que llena nuestros estantes de los supermercados. El hecho de que el tratamiento de la acidez estomacal, el estreñimiento, etc. es una industria multimillonaria en Estados Unidos es una prueba de esto. Muchos de nosotros también vivimos vidas muy estresadas, y en momentos de estrés nuestro sistema digestivo básicamente se apaga cuando nuestros cuerpos entran en modo de " lucha o huida". Esto significa que no descomponen los alimentos como debe - y ciertamente no puede hacer frente a tan pocas cantidades de proteína en esas situaciones.

En segundo lugar, la *fuente de* proteínas es también un factor importante. Hay innumerables alimentos ricos en proteínas que podemos elegir, pero no todos son iguales para nutrir el cuerpo y desarrollar músculo. Por ejemplo, la carne es una de las mayores fuentes de proteínas y también contiene una buena dosis de hierro y creatina que usted no encontrara en la mayoría de otros alimentos. Es muy popular entre los culturistas - pero puede tardar hasta 72 horas para ser digeridos correctamente en el cuerpo.

No es raro que algunos culturistas comer carne cada dos días en un intento de mantener la construcción de músculo. Mientras que el cuerpo todavía está procesando la última, junto con otras comidas en medio, es muy probable vamos a tener un poco de copia de seguridad de los alimentos. El cuerpo que lucha por mantenerse al día es cuando ocurren problemas digestivos y, como resultado, las toxinas que flotan en el cuerpo también pueden provocar otros problemas de salud, como problemas de la piel.

¿Se Va A Desperdiciar Toda Esa Proteína Extra?

Pero, ¿cómo podemos saber con certeza de cualquier manera? ¿Cuánto de toda esa proteína está siendo utilizada por el cuerpo? No mucho-es la respuesta del Dr. Ellington Darden. Después de llevar a cabo un estudio único de proteínas de dos meses de duración en 1970 y encontrar resultados sorprendentes, el Dr. Darden insistió en que " *la mayor idea falsa hace 20 años, y aún la mayor falsa idea hoy en día* " es la idea de que necesitamos personas enormes que levanten peso necesitan una gran cantidad de proteínas para desarrollar y mantener los músculos.

Esto no es la opinión de otro 'experto fitness'. Dr. Darden fue honrado por el Presidente del Concejo Fitness, Deportes y Nutrición como uno de los diez principales líderes de la salud en los Estados Unidos. En 1970, como deportista y culturista competitivo durante unos 20 años, consumía 380 g de proteínas por día. La mitad de esto provino de proteína en polvo y también estaba haciendo estallar todo tipo de píldoras nutricionales para ayudar a su crecimiento muscular.

Eso fue hasta que uno de sus colegas, el Dr. Harold Schendel profesor en el Departamento de Alimentos y Nutrición de la Universidad del Estado de Florida, le dijo que era demasiada proteínas y que estaba perdiendo el tiempo. Determinado a demostrar que tenía razón, el Dr. Darden estableció un estudio detallado sobre su propio cuerpo. Durante dos meses, mantuvo registros precisos de su ingesta dietética, del gasto de energía y de su bienestar general. Toda su orina fue recogida y analizada por un equipo de investigación graduado en ciencias de la nutrición.

¿Los resultados? El estudio mostró que su cuerpo estaba excretando grandes cantidades de vitaminas, proteínas y otros nutrientes solubles en agua. Como había estado consumiendo dosis masivas durante años, su hígado y riñones aparentemente habían crecido excesivamente para manejar la afluencia de todos estos nutrientes.

¿Por Qué Necesitas Menos Proteínas De Las Que Crees?

Si ha estado levantando pesas durante un tiempo, estoy adivinando que devora toneladas de alimentos ricos en proteínas como carne, pollo, huevos, batidos de proteína de suero, etc. Trabajamos tan duro para desarrollar el músculo que queremos asegurarnos de que hacer más ganancias después. Incluso miramos el reloj todos los días para averiguar cuándo tomar el próximo batido de proteínas o tomar nuestro bocadillo a media mañana. Si no lo hacemos , nuestros esfuerzos en el gimnasio se perderán, ¿verdad?

La idea de reducir nuestra ingesta de proteínas, incluso con el consejo de expertos muy respetados como el Dr. Ellington Darden, aterroriza a la mayoría de los levantadores de pesas (también conocidos como adictos a las proteínas) como usted y yo. Vamos a echar un vistazo a algunas de las principales razones por qué:

1 El miedo a reducir la proteína resultará en pérdida muscular

Esta es sin duda la mayor preocupación. El consejo estándar de la industria de la salud y el ejercicio físico es más proteína=más músculo, por lo que seguimos aumentando a medida que crecemos y nos fortalecemos. Aquí hay tres ejemplos que desacreditan completamente esta teoría.

1 - Mike Mentzer fue un campeón de culturismo que ganó el título de Mr Universe en 1978 y en 1979 ganó la categoría de peso pesado de la competencia Mr Olympia... ambos con 300 puntajes perfectos.

La ingesta diaria de proteínas de Mike.... 60 g por día. Sí, solo 60 g por día para un atleta de peso pesado que compite. Ahora sé que la genética entra en juego con tipos como Mike Mentzer, pero algunos levantadores de pesas tienen todo su aporte diario de proteínas solo para el desayuno. Mike puso más énfasis en las calorías que el exceso de gramos de proteína.

Antes de morir en 2001, Mike dijo: *"Los requerimientos de proteína dependen casi exclusivamente de su peso corporal, no su nivel de actividad física, ya que no se utiliza como combustible, siempre y cuando el suministro de energía del cuerpo es adecuada. La regla de oro es un gramo de proteína por día por cada dos libras de peso corporal"*.

Mike también insistió en que comprar suplementos caros era una pérdida de dinero porque podemos obtener lo que necesitamos de una dieta equilibrada que incluya carne, pescado o productos lácteos.

<u>2</u> - El Dr. Nick Delgado es un experto en nutrición que nos dice lo mismo. Él insiste en que necesitamos mucho menos proteínas de lo que creemos, y también sostiene que las calorías suficientes son más importantes. Sigue una dieta vegana y solo come alrededor de 60 g de proteínas por día. En ese caso, se puede imaginar que es un alfeñique eh?

No temas, el Dr. Delgado tiene un récord resistencia de la fuerza mundial en el Libro Guinness de los Récords por presionar el mayor peso de sobrecarga en una hora (53,640 libras) Dr. Delgado dice que es importante que tomemos calorías suficientes, con el argumento de que una ingesta de proteínas de entre 45g y 75g es generoso.

<u>3</u> - Mencioné anteriormente que incluso Arnold Schwarzenegger consumía alrededor de 150 g de proteínas por día (alrededor de 0.7 g por 1 libra de peso corporal). Esto todavía es relativamente pequeño para un jugador de 220 libras que estaba entrenando duro para los títulos mundiales de Mr Olympia. Sin embargo, yo no creo que nadie podría discutir con sus resultados.

Además, en 2010 se llevó a cabo un estudio en 8 hombres sanos, a los que se les administró infusiones de aminoácidos (los componentes básicos de la proteína) durante tres horas. La síntesis de proteínas aumentó con la afluencia de más aminoácidos, pero luego comenzó a disminuir a pesar de que todavía se estaban administrando más aminoácidos. Esto sugiere que bombardear el cuerpo con más proteínas no significa necesariamente más músculo.

2 La preocupación de que conducirá a demasiada pérdida de peso

La proteína no es suministro primario de combustible del cuerpo, los carbohidratos lo son. Al comer una cantidad suficiente de carbohidratos <u>complejos</u> y grasas saludables también se puede asegurar que el cuerpo cumple con las necesidades calóricas. Esto ayuda a mantener un peso corporal ideal y tiene un efecto de ahorro de proteínas que le permite desarrollar músculo a través del entrenamiento de fuerza.

Para los "ganadores duros", como yo, que luchan por aumentar una libra de peso (pero que fácilmente pueden perder dos o tres después de un fin de semana con el alcohol), es una buena decisión centrarse en aumentar las grasas saludables. La grasa contiene 9 calorías por gramo, mientras que las proteínas y los carbohidratos contienen solo 4 gramos cada uno. En su lista de compras, agregue más mantequillas de nuez, leche de coco, aceite de coco, mantequilla, aceite de oliva, aguacates, etc.

3 El miedo a ganar demasiado peso

Todo lo contrario a la preocupación anterior, pero un temor genuino para las personas que se han adelgazado siguiendo una dieta rica en proteínas y entrenando duro. Todos nuestros cuerpos son diferentes en términos de composición, metabolismo, qué tan bien procesamos algunos alimentos, etc. PERO, si reduce su ingesta excesiva de proteínas y aún se adhiere a una dieta que está compuesta principalmente por alimentos integrales (es decir, muchas verduras y frutas frescas), granos enteros, sin basura procesada), entonces es muy difícil ir mal... sobre todo si usted también levanta objetos pesados.

La Escala De Proteínas Para Un Levantador De Pesas

Bien, hay muchas opiniones diferentes sobre cuánta proteína necesitamos para mantener y desarrollar músculo. Y obviamente sabemos que esto varía según el peso corporal. Pero vamos a echar un vistazo a la escala basada en la información y las personas mencionadas en el presente artículo.

- Organización Mundial de la Salud - 35g.

- Dr. Nick Delgado, campeón mundial de resistencia de fuerza - 45g-75g.

- Mike Mentzer , ex Mr Universe y Mr Olympia: 1 g de proteína por 2 libras de peso corporal.

- Arnold Schwarzenegger: 1 g de proteína por 2.2 libras de peso corporal.

- Recomendación de la comunidad de culturismo estándar: 1 g de proteína por 1 libra de peso corporal.

- Consejos de algunas compañías de suplementos de proteínas: 300g-400g por día.

Comenzando en el extremo inferior... seamos honestos, es probable que comas mucho antes de la hora de comer. La Organización Mundial de la Salud también está dando recomendaciones para la persona promedio, no alguien que levanta peso regularmente. Al ir al otro extremo de la escala, estas cifras de 300g-400g son cantidades locas e innecesarias. El Dr. Ellington Darden ha detallado su estudio a largo de dos meses y mostró claramente que grandes cantidades de la proteína se va a perder.

El consejo estándar para el culturismo es que debemos consumir 1 g de proteína por 1 libra de peso corporal. Esta cifra ha existido durante décadas... sin embargo, no se sabe quien lo hizo y en qué condiciones. Sin embargo, dos de los mejores culturistas que el mundo ha producido nos están diciendo que solo necesitamos A MITAD esa cantidad. Este consejo de Arnie y Mike Mentzer se encuentra en el centro de la escala y es lo que consideraría el más sensato.

Mi recomendación: **1 g de proteína por 2 libras de peso corporal** es un objetivo ideal para alcanzar... pero, fundamentalmente, está respaldado por un número suficiente de calorías provenientes de carbohidratos complejos y grasas saludables.

Capítulo 8:

La Importancia De La Salud Intestinal.

8

La Importancia De La Salud Intestinal.

Mientras estaba sentado mirando a la pantalla de mi ordenador me sentía hinchado, acabado, cansado... y temía tener que correr al baño para vomitar.

Fue justo después de las 4 pm y que se suponía que me dirigía directamente al gimnasio después del trabajo en una hora. "No hay manera de que vaya a levantar tanto peso al sentirme así", me dije.

Esta era mi rutina habitual en los días de entrenamiento en el gimnasio. Desayuno antes del trabajo, el almuerzo terminó a la 1 pm y luego un batido de proteínas a media tarde para mantener mi músculo ganado.

Pensé que tener una sacudida adicional entre mi almuerzo y mi sesión de entrenamiento en el gimnasio era una buena idea. Mi estómago me decía lo contrario. Se sentía todo duro y compactado; como si el batido rosado se hubiera solidificado en un bloque sólido en la boca de mi estómago.

Esto fue hace 10 años cuando trabajaba como periodista. Y como todo buen periodista, decidí investigar un poco, por qué me sentía tan mal. Seguí una dieta saludable, levanté pesas regularmente, cuidé de mi cuerpo... ¿qué estaba pasando? ¿Fui alérgico a lo que comí en el almuerzo? ¿Compré el tipo equivocado de proteína en polvo?

Comencé a desplazarme por los foros de fitness en línea en busca de respuestas. Estaba pensando que tal vez debería haber ajustado el horario de mis comidas. ¿O que estaba comiendo demasiados carbohidratos y no suficientes proteínas? Entonces algo me sorprendió por sorpresa.

Noté una publicación de un asistente al gimnasio que decía que se convertía en una máquina de pedos humanos cada vez que tomaba su batido de proteínas. Lo que me llamó la atención fue la cantidad de personas que comentaban debajo y reportaban problemas estomacales similares.

Sentirse hinchado. Sentirse enfermo Definitivamente no se siente en forma, fuerte y saludable. Que es exactamente cómo me sentía yo, y al ver estos comentarios en línea me hizo consciente de lo que realmente estaba pasando en mi estómago.

Mi sistema digestivo todavía estaba luchando por procesar la comida anterior cuando vertía un batido de proteínas espeso, sedoso y endulzado en mi garganta. Muchas personas pueden salirse con la suya durante semanas o meses, a la vez. Me he estado haciendo esto durante años y para empeorar las cosas mis batidos fueron hechos con leche entera. La leche es muy difícil de digerir correctamente para una sección de la sociedad porque contiene lactosa que algunas personas no pueden tolerar.

Cuando comencé mi viaje de entrenamiento con pesas, había habido un gran enfoque en aprovechar al máximo mis duros esfuerzos en el gimnasio comiendo comidas saludables con regularidad, consumiendo tanta proteína como fuera posible y dándole a mi cuerpo todo lo que necesitaba para desarrollar músculos y mantener bajos los niveles de grasa corporal.

Lo que mi cuerpo realmente necesitaba era un descanso. Mi sistema digestivo se había puesto en huelga después de años de comida después de la comida, un batido tras otro y un bocadillo saludable después de un bocadillo saludable en mi garganta. En un momento mi médico me diagnosticó con SII y me dijo que necesitaba de tomar pastillas para el resto de mi vida.

Tenía un diagnóstico diferente: yo estaba sufriendo de No-Prestar-Un-Coño-de-atención-a-mi-aparato-digestivo-sitis

La receta: aprender todo sobre lo que estaba haciendo mal y cómo cuidar mis entrañas en el futuro.

¿Cuál es el punto de tratar de desarrollar músculo, ponerse en gran forma, y mirar increíble en el exterior, si se siente terrible y empezar a expulsar su buen estado de salud por el inodoro?

¿Por qué molestarse en contar los gramos de proteína en sus comidas cuando su cuerpo está luchando para hacer un uso adecuado de todo esto?

¿Por qué gastar su dinero en suplementos deportivos para tratar de mejorar su cuerpo cuando lo que realmente necesita es un poco de TLC para sus entrañas?

El Sistema Digestivo: La Fundación De La Buena Salud

Un sistema digestivo que funcione correctamente es esencial para una buena salud. Entrenar duro en el gimnasio es solo el primero en una secuencia de tres partes. Levantar pesas provoca un bajo nivel de estrés en el cuerpo, junto con pequeñas lágrimas en las fibras musculares y algo de tensión en las articulaciones.

Parte dos: nuestro cuerpo luego grita por los nutrientes para trabajar en la reparación del cuerpo y desarrollarlo. Para poder extraer y utilizar adecuadamente los nutrientes de sus alimentos, el sistema digestivo debe estar en buen estado de funcionamiento.

Tercera parte: se necesita un descanso y recuperación adecuados, lo que le permite al cuerpo trabajar durante la noche reparándose y haciendo un uso completo de sus comidas anteriores.

Pero, ¿y si algo sale mal en la segunda parte? ¿Qué pasa si tu estómago también va en huelga? ¿Y si algo se descompone en esa compleja fábrica de intestinos interminables, billones de bacterias, enzimas, ácido clorhídrico, bilis...? ¿Qué podría detener la producción en la fábrica? ¿Cómo pudiste arreglarlo?

Te respondere a estas preguntas pronto, pero primero quiero darle un resumen muy básico de cómo funciona el sistema digestivo. Es un asunto bastante complejo y merece un libro entero para sí mismo, sino que no estamos aquí para hablar excesivamente científicamente y realmente nerd en cosas como las bacterias y heces. Así que voy a descomponerlo forma más sencilla posible.

Etapa 1: el proceso digestivo comienza antes de que incluso te pongas un bocado de comida en la boca. El solo hecho de ver y oler los alimentos hace que el cerebro provoque la liberación de más saliva, que contiene enzimas como la amilasa y la lipasa. Que por eso que estamos dirigidos a masticar la comida bien porque estas enzimas ayudan a descomponer los alimentos hacia abajo antes de que pase en nuestro estómago.

Etapa 2: el ácido clorhídrico y las enzimas se liberan en el estómago para descomponer nuestros alimentos en partes más pequeñas y comenzar a descomponer las proteínas. El ácido estomacal también destruye las bacterias más dañinas que pueden haberse tragado con su comida o bebida. Pero poca absorción de nutrientes tiene lugar en este punto, esta es una fase anterior de desmantelamiento de los alimentos en " quimo".

Etapa 3: el quimo luego se comprime lentamente en el intestino delgado. Aquí es donde comienza la absorción y el quimo puede tardar entre 4 y 8 horas en recorrer toda la longitud del intestino delgado. En la primera parte del intestino delgado, el duodeno, se liberan los jugos pancreáticos que contienen bicarbonato para neutralizar el quimo ácido y las enzimas para descomponerlo más para su absorción. La bilis también se libera de la vesícula biliar para ayudar a procesar las grasas.

A medida que el quimo se mueve a través del intestino delgado, la mayoría de los nutrientes, como el magnesio, el hierro, el zinc, las vitaminas solubles en agua y los aminoácidos, son absorbidos.

Etapa 4: el quimo restante pasa al intestino grueso/colon para el procesamiento final. Absorbe los minerales restantes como el potasio y el sodio, junto con los ácidos, los gases y el agua en el quimo, dejando solo nuestros desechos como heces. Es en el intestino grueso donde vive nuestras bacterias buenas y malas del cuerpo. En esta etapa final de la digestión, las bacterias intestinales fermentan los carbohidratos que nuestros cuerpos no absorbieron adecuadamente, al tiempo que eliminaban las enzimas, las células muertas, etc.

El Papel De Las Bacterias Intestinales

Además de también desempeñar un papel fundamental en la absorción final de nutrientes, un equilibrio óptimo de bacterias en el colon puede prevenir las alergias, evitar que la levadura y los patógenos se propaguen en el intestino y combatir la enfermedad inflamatoria intestinal.

Tu tripa está formada por unos 100 trillones de estas bacterias microscópicas, buenas y malas. Los problemas ocurren cuando los malos comienzan a tomar el control y las cosas se salen de balance. Demasiadas bacterias malas en el intestino pueden llevar a una multitud de problemas de salud y afectarán la absorción de los alimentos por parte de su cuerpo.

Su flora intestinal puede estimular el sistema inmunológico y protege contra los invasores de varias maneras. Un equilibrio saludable de bacterias intestinales fortalece las defensas de la pared intestinal y compite con los patógenos por el espacio y la comida, sin dejar nada para los malos. También regula la inflamación y la respuesta inmune inflamatoria en el cuerpo.

¿Qué Puede Afectar Negativamente Su Salud Intestinal?

Hay varios factores, algunos de los cuales pueden sorprenderlo, que afectarán su digestión y absorción general.

1 intolerancias y sensibilidades alimentarias.

Esto es cuando ciertos alimentos causan una reacción inflamatoria en el intestino. Todos nuestros cuerpos son diferentes y algunas personas pueden tolerar ciertos alimentos, mientras que en otros puede desencadenar síntomas como diarrea, dolor de estómago o dolores de cabeza. Las intolerancias alimentarias más comunes son con los productos lácteos y el gluten, pero se estima que tres de cada cuatro personas tienen algún tipo de intolerancia alimentaria.

El consumo de alimentos que su cuerpo no tolera bien puede provocar que el revestimiento intestinal se inflame o dañe. Esto afecta la absorción de nutrientes y también desencadena una respuesta negativa del sistema inmunológico.

2 demasiado estrés

Cuando estamos demasiado estresados, nuestro cuerpo entra en modo de "lucha o huida" y el sistema digestivo se apaga de manera efectiva de manera temporal. El flujo de sangre a su intestino se ve afectado y es por eso que puede tener malestares estomacales o sentirse agotado en momentos de estrés elevado.

Las bacterias buenas también son responsables de ayudar a señalar la respuesta adecuada al cerebro para sobrellevar los factores estresantes elevados para que el resto del cuerpo no se vea afectado gravemente. Pero el estrés crónico puede acabar con los buenos que, irónicamente, intentan protegerte de los efectos del estrés.

3 alimentos altamente procesados

Las comidas chatarra refinadas son malas para el cuerpo porque a menudo están cargadas con azúcar, sal, conservantes químicos y aditivos, y grasas sintéticas y rancias. Los estudios han demostrado que los alimentos procesados, como las comidas rápidas para llevar, los dulces y los jugos efervescentes, también pueden tener un efecto perjudicial en el sistema inmunológico y en la salud intestinal, ya que el cuerpo se esfuerza por superar el problema.

4 demasiado azúcar

La dieta occidental típica incluye demasiada azúcar y esto se ha relacionado cada vez más con el crecimiento excesivo de bacterias malas en el colon e incluso con la inflamación intestinal. Los científicos también creen que el consumo de demasiada azúcar puede retardar el tiempo de tránsito de los alimentos que pasan por el intestino. Esto puede llevar a varios problemas estomacales, como hinchazón y estreñimiento.

5 antibióticos

¿Sabes esas pastillas que el doctor te da para matar a los malos que te enferman? Bueno, también matan a los buenos. Los antibióticos desempeñan un papel importante en la atención médica, pero estos medicamentos también son despiadados cuando se trata de la flora intestinal. Un curso de antibióticos podría acabar con una cantidad sustancial de bacterias buenas, lo que dejará a su cuerpo fuera de equilibrio. Afortunadamente, puede tomar medidas para contrarrestar esto y reemplazar las bacterias a las que realmente quería aferrarse.

6 demasiado alcohol

Beber en exceso puede alterar el ambiente intestinal y afectar negativamente el equilibrio de la flora intestinal. El abuso de alcohol no solo puede hacer que las bacterias malas florezcan y se afiancen, sino que también puede conducir a la permeabilidad intestinal, que también se conoce como síndrome del intestino permeable. Este problema hace que las partículas de alimentos no digeridas se rompan a través de la pared intestinal dañada y en el torrente sanguíneo, causando una respuesta inmune inflamatoria.

Cómo Mejorar La Salud Intestinal

Probióticos # 1

Los probióticos son bacterias vivas que son excelentes para la salud digestiva. A menudo se les conoce como bacterias "buenas" o "útiles" porque mantienen su intestino sano. Los probióticos se encuentran en alimentos específicos y proliferan las bacterias buenas que pueblan el intestino grueso. También juegan un papel importante en el fortalecimiento del sistema inmunológico.

Grandes fuentes de probióticos son alimentos como yogur natural (sin azúcar), chucrut, alimentos en escabeche, kéfir, verduras fermentadas. Por lo general, estos pueden contener miles de millones de bacterias beneficiosas como acidophilus y lactobacillus, los probióticos más comunes que se encuentran en el yogur y los alimentos fermentados. Estos ayudan a absorber los nutrientes y pueden ayudar con los síntomas del SII.

2 prebióticos

Nombre similar pero no igual. Los prebióticos son un tipo de fibra y actúan como alimento para los probióticos, alentándolos a crecer y mejorar su salud intestinal. Buenas fuentes de prebióticos incluyen ajo crudo, puerros, cebollas, plátanos y espárragos. Incluir esos alimentos en su dieta, junto con fuentes probióticas ricas, es un buen paso hacia un intestino más saludable.

3 tomar medidas para reducir el estrés

Le expliqué anteriormente por qué demasiado estrés continuo es malo no solo para su intestino, sino también para la salud en general. Haga todo lo que pueda para cuidar su bienestar físico y mental, ya sea tomando baños largos y relajados, pasear con el perro, meditar o pasear escuchando su música favorita. Suena bastante insignificante pero recomiendo tomar estos pequeños pasos todos los días para alejarse de ambientes de presión y simplemente ponerse en primer lugar. Tu intestino te lo agradecerá.

Capítulo 9:

El Error
De Seguir Consejos Típicos
De Culturismo

9

El Error
De Seguir Consejos
Típicos De Culturismo

E s un líder de la industria de la salud y el ejercicio físico y ha asesorado a miles de clientes de todo el mundo para mejorar su nutrición y entrenamiento.

El norirlandés -actualmente con sede en Ámsterdam- ha aparecido en Salud Masculina, Salud de la Mujer, la BBC y fue también un escritor de la página web Myprotein.

Presentamos a Ru Anderson, propietario de Exceed Nutrition y autor del exitoso libro *Viviendo Activamente*. Entrevisté a Ru y compartí su historia aquí porque se desprende perfectamente del capítulo anterior sobre la importancia de cuidar su sistema digestivo.

Hace una década, Ru se dio cuenta de que estaba "destruyendo su salud" siguiendo los consejos típicos de las revistas de fitness y los foros de musculación. Le tomó un tiempo descubrir que había descuidado dos cosas importantes en su misión por más músculo.

El enfoque de Ru para el entrenamiento y la nutrición ha cambiado completamente desde entonces. Revela por qué 8+ horas de sueño por noche es ahora una prioridad, además de cuidar su salud intestinal, por supuesto.

"Tenía sobrepeso, me sentí bastante horrible y mi rendimiento en la vida cotidiana no fue mucho mejor..."

No es el tipo de cosa que esperarías escuchar de un tipo como Ru Anderson. Está en una forma increíble, y ha ayudado a innumerables clientes de entrenamiento personal a transformar sus cuerpos y su salud. Pero el profesional de la aptitud física admite que estaba dañando su salud hace una década porque se fue por el camino del culturismo.

Ru cometió el error de escuchar los consejos generales en revistas de fitness y foros en línea. Consejos de dietas poco fiables, sobre-entrenamiento y suplementos de mierda, todos enfocados completamente en el músculo y el tamaño...

Pero con poco pensamiento hacia la digestión, los niveles de energía y la salud en general.

Ru dijo: "En mi misión de agregar grandes cantidades de músculo, inclinarme y desarrollar mi fuerza, olvidé otros dos componentes principales: cómo me sentía y cómo me desempeñaba.

"Y no me di cuenta de cómo me afectarían radicalmente. Estaba tan concentrado en cambiar el exterior de mi cuerpo, que descuidé (e ignoré) cómo me sentía y cómo me comportaba por dentro.

"Estaba haciendo un montón de entrenamiento duro de 'culturismo' y siguiendo los consejos típicos de nutrición de la revista. ¿El resultado? Tuve sobrepeso, me sentí bastante horrible y mi desempeño en la vida cotidiana no fue mucho mejor.

"Estaba constantemente fatigado por el entrenamiento intenso, me faltaba concentración durante todo el día y me quedaba poca energía para otras actividades. Aparte de mi dedicado "tiempo de gimnasio", era bastante inútil.

"Para colmo, el principal consejo sobre nutrición que me dijeron las revistas y los foros fue que estaba destruyendo mi salud y me dio síntomas de SII y problemas de la piel como el acné".

Ru agregó: "Estaba claro que tenía que encontrar otra manera. Entonces, armado con mi nuevo objetivo, decidí estudiar y experimentar con una gran cantidad de protocolos de nutrición y entrenamiento.

"Después de tirar la basura (que era la mayor parte), me quedé con un conjunto de principios sorprendentemente poderoso pero bastante simple. Desde entonces he ido a probarlos una y otra vez. Estos principios nos permiten a mí y a mis clientes crear y mantener cuerpos sanos, delgados, fuertes y enérgicos.

"El mayor beneficio de estos cambios es que pude lograr el cuerpo y la salud que inicialmente me propuse".

A través de su compañía *Exceed Nutrition*, Ru ha entrenado a muchas personas para mejorar su nutrición, salud y estilo de vida. Hombres y mujeres de todas las formas, tamaños y estados de salud han tenido un gran éxito después de introducir los principios dietéticos de Ru y eliminar los errores comunes.

Ru Dijo: "Muchos de mis clientes están motivados para el cambio, lo que significa que entran completamente y salen 'completamente' desde el principio. Esto generalmente lleva a la quema y todo el esfuerzo adicional no suele ser recompensado tan rápidamente. Esto puede resultar en una disminución de la motivación y el interés.

"Cambiar tu cuerpo puede ser un proceso lento, por lo que tratar de usar cada truco o estrategia desde el desplazamiento no suele ser una buena idea. Entonces, en lugar de eso, comenzamos con la menor cantidad de cambios que necesitamos para lograr resultados y avances semanales ".

Los 3 Mejores Consejos De Ru Para Lucir, Sentirse Y Rendir Al Máximo

1 enfoque en la recuperación

"Un factor importante para los músculos más grandes y una mayor fuerza es la capacidad de recuperarse completamente de sus esfuerzos de entrenamiento. Entrena duro, pero asegurarte de que puedas recuperarte es la clave."

"Muchas revistas y programas pueden llevar tus habilidades de recuperación demasiado lejos, porque han sido creados por atletas o aquellos que usan la asistencia. Encuentra un programa con el que puedas entrenar duro, pero recupérate rápido".

2 enfoque en el sueño

"Comprender el poder del sueño y cómo obtener la mayor calidad de sueño posible es una de las cosas más saludables que puede hacer. Todos podemos relacionarnos con la forma en que la pérdida de sueño puede afectar nuestra energía, estado de ánimo, toma de decisiones y capacidad para manejar el estrés."

"Por lo tanto, el sueño debe ser su máxima prioridad. Muchas personas intentan dormir lo menos posible, pero al igual que el ejercicio y la nutrición son importantes para verse y sentirse mejor, también lo es el sueño.

"Ninguna otra actividad ofrece tantos beneficios con tan poco esfuerzo. El sueño tiene una correlación directa con la calidad de su vida de vigilia. Una visita obligada para mí cada noche son más de 8 horas, y creo que a la mayoría de las personas también les va bien en esto".

3 Eliminar sensibilidades e intolerancias alimentarias.

"En la sociedad ocupada de hoy, son nuestros estilos de vida, nutrición y medio ambiente los que nos frenan y ponen una tensión negativa en la mayoría de los sistemas de nuestro cuerpo. El sistema digestivo es uno de estos sistemas."

"Hay un fuerte argumento de los médicos alternativos de que los alimentos que comemos son un origen de la enfermedad que frecuentemente se pasa por alto. Con una alergia o sensibilidad a los alimentos, los alimentos problemáticos pueden crear una cascada de reacciones inmunes y químicas en el cuerpo, generalmente dentro de los días (si no minutos) de la ingestión.

"Si este alimento se consume continuamente con el tiempo, puede causar una reacción inflamatoria en el revestimiento de los intestinos, lo que puede hacer que el revestimiento se vuelva insalubre.

"Nuestro intestino previene la entrada de toxinas y compuestos peligrosos mientras que los alimentos y el agua que consumimos ingresan al cuerpo. Cuando nuestro intestino no funciona de manera óptima, o está en un estado de angustia, estos compuestos peligrosos pueden ingresar a nuestro sistema y el cuerpo no absorberá completamente los nutrientes claves de los alimentos.

"Básicamente, cuida tu intestino de todas las maneras posibles".

Capítulo 10:

Nutrición
Pre-Entrenamiento

10
Nutrición
Pre-Entrenamiento

Todos tenemos el mismo problema de pre-entrenamiento de gimnasio...

Tratar de averiguar exactamente qué demonios comer/beber/tragar con suficiente energía para pasar por una sesión de gimnasio difícil y hacer el mejor progreso posible. Por un lado, queremos deleitarnos con muchos alimentos como combustible. Por otro no queremos sentir que necesitamos una siesta después.

"Cárguese en carbohidratos para obtener energía " ¿Has probado el gran plato de pasta a media tarde? ¿Te sentiste hinchado como un globo?

"Tome un batido de reemplazo de comidas para obtener calorías adicionales " ellos dijeron. ¿Te hace sentir como una babosa humana cuando empiezas a levantar pesas?

O el viejo plátano que todos te dicen es una gran fuente de energía. Ellos están claramente jugando con la verdad que uno. Y no me refiero a esas bebidas energéticas de basura. Contienen cantidades ridículamente altas de azúcar, todo tipo de productos químicos y aditivos, y si desea otra razón para no beberlos, entonces Google "muertes de bebidas energéticas".

El hecho es: nada realmente lo cortó - hasta que me encontré con 'Las dos Cs' . Un suplemento natural. Una bebida que probablemente tomes todos los días. Ambos comenzando con la letra 'C' .

Las Dos C: Café Y Creatina.

Una simple taza de **café** negro y algo de **creatina** = un combo escandalosamente bueno para aumentar tus niveles de energía y aumentar tu rendimiento en el gimnasio. Tomarlas con el estómago vacío antes de un entrenamiento matutino es altamente efectivo para quemar grasa. Esto también hace que el cuerpo se encuentre en un estado altamente anabólico cuando tenga su comida posterior al entrenamiento.

La primera vez que escuché sobre la creatina fue hace 15 años cuando aún estaba en la universidad. Estaba bebiendo en una noche de verano en un pub local y vi a un chico que estaba en mi año en la escuela. No lo había visto desde hace un par de años y la primera cosa que noté fue lo grande que eran sus brazos y hombros. Se había transformado en este musculoso hijo de… y no parecía que hubiera estado tomando nada estúpido como esteroides. Estaba en una forma mucho mejor en comparación con la última vez que lo había visto.

Debo admitir, recuerdo que me sentí bastante destrozado en ese momento. Había estado entrenando bastante duro durante unos tres años en ese momento y vi *alguna* ganancias, pero mirar a este tipo fue como una bofetada en la cara que me despierta. Pensé que, o bien no estaba entrenando lo suficientemente fuerte, o simplemente había estado yendo por el camino equivocado por completo con mi entrenamiento con pesas.

Así que lo hice a un lado y, mientras trataba de no sonar como un bicho celoso que había estado observando los músculos de otro chico en el pub, le pregunté: *"Mate, estás en gran forma. Debes estar entrenando constantemente. ¿Que estas haciendo exactamente?"*

Fue entonces cuando me dijo que había estado tomando creatina como un suplemento de pre-entrenamiento, junto con la proteína en polvo post-entrenamiento de la misma marca… y había ganado alrededor de 10 libras de músculo en cuestión de meses. Siempre había sido una pesadilla para mí ganar solo dos o tres libras. Así que ya estaba vendido en estas cosas.

Al día siguiente me dirigí a la tienda en Glasgow donde mi ex compañero de escuela compró su creatina. La creatina funcionó de maravilla. Puse alrededor de 6 o 7 libras en los primeros meses y mi fuerza se fue por las nubes. Pasé por ciclos de tomar creatina ahora (dos meses después, un mes de descanso), pero aún así obtengo el mismo aumento de potencia y rendimiento en el gimnasio 15 años después.

Creatina - El Qué, Por Qué Y Cómo

La ciencia básica detrás de la creatina: es un aminoácido que se encuentra en varios alimentos y también se produce naturalmente en el cuerpo, ayudando a suministrar energía a todas las células, principalmente los músculos. La creatina aumenta la formación de ATP (trifosfato de adenosina), que es la molécula que alimenta la vida. ATP es donde nuestras células obtienen la energía para realizar tareas. Esencialmente, más creatina = más ATP = más energía y potencia para los entrenamientos.

Cómo funciona: La creatina ha demostrado ser efectiva para mejorar el rendimiento en levantadores de pesas y otros atletas. Esto se debe a que aumenta la capacidad del cuerpo para producir más energía rápidamente, lo que significa que puede entrenar más duro y por más tiempo.

Cómo obtener más de esto: La carne de res y el salmón se encuentran entre las mejores fuentes alimenticias de creatina, pero tendría que comer cantidades tontas para obtener los niveles que necesita. Por eso, desde 1993, la creatina se ha convertido en un suplemento popular en polvo/cápsulas para atletas. Hay varias formas de este suplemento pero la creatina *monohidrato* se ha demostrado que es el más eficaz y el más utilizado.

Los Beneficios De Complementar Con Creatina

Además de conducir a una mejora en la fuerza y una mayor capacidad para el trabajo de alta intensidad, que complementa con creatina puede generar otros beneficios, entre ellos:

- **Músculos más llenos**- La creatina aumenta el volumen de los músculos. Esto se logra principalmente mediante el aumento del contenido de líquido de los músculos. Atrae más agua, dándoles una mirada más completa.

- **Recuperación mejorada**- en 2004, se llevó a cabo un estudio sobre la suplementación con creatina en el que participaron 34 hombres que corrían una carrera de 30 km. Dieciocho hombres usaron 20 g de creatina mezclada con maltodextrina por día durante cinco días, mientras que los otros usaron solo maltodextrina. Los investigadores concluyeron de cerca: varios marcadores de daño celular en ambos grupos: *"La suplementación con creatina redujo el daño celular y la inflamación después de una intensa carrera exhaustiva"*.

- **Mejor función cerebral**- Los estudios sugieren que la suplementación con creatina puede mejorar la memoria a corto plazo y también proteger contra los trastornos neurológicos. En 2003, se llevó a cabo un estudio en 45 adultos jóvenes en los que tomaron 5 g de creatina por día durante seis semanas y luego tomaron pruebas de inteligencia y rendimiento de la memoria. Los investigadores concluyeron que *"La suplementación con creatina tuvo un efecto positivo significativo"*.

¿Complementar Con Creatina Es Seguro?

En primer lugar, vale la pena recordar que la creatina no es un medicamento de ningún tipo. Es un compuesto natural producido en el cuerpo y que también puede ser absorbido de diversas fuentes alimenticias. Ha habido historias alarmantes a lo largo de los años de que el uso prolongado de la creatina puede causar problemas renales, pero esto ha sido refutado en innumerables estudios. Otros efectos negativos también se han destacado, como calambres estomacales.

Estos supuestos efectos secundarios están bien tratados en un artículo titulado *' Seis efectos secundarios de la creatina: mitos desmentidos',* que se publicó en Bodybuilding.com en noviembre de 2015. Este informe exhaustivo y bien investigado definitivamente vale la pena leerlo si tiene alguna inquietud acerca de tomar creatina por primera vez. El artículo subraya por qué es un suplemento seguro y eficaz para personas sanas y está respaldado por 31 estudios diferentes.

• NOTA: Se aconseja a las personas diagnosticadas con gota que no tomen creatina, ya que empeorará la condición. Si tiene algún problema de salud, consulte a su médico antes de tomar creatina.

¿Cuánto debería tomar, y qué pasa con la 'fase de consumo'?

El Dr. Richard Kreider Phd dio una fórmula para calcular cuánta creatina tomar al principio y luego para el mantenimiento diario. El Dr. Kreider es profesor y jefe del Departamento de Salud y Kinesiología de la Universidad de Texas A&M. Ha publicado más de 300 artículos y resúmenes de nutrición deportiva en revistas científicas.

Él aconseja que inicialmente aumentemos las reservas de creatina muscular al tomar 0.3 g por kg de peso corporal por día. Tome esta cantidad durante 5 a 7 días y luego tome 3g-5g por día para mantener las reservas de creatina. Así que un chico de 80 kg tomaría 24-25 g durante la primera semana y luego lo reduciría a 5 g diarios. O una mujer de 65 kg tomaría 20 g durante la primera semana y luego reduciría entre 3 g y 5 g por día.

Revuelva Su Rendimiento De Entrenamiento Con Café

Una taza de café, sin azúcar y crema, es una excelente bebida antes del entrenamiento. Es una opción mucho más saludable y segura que las bebidas energéticas. Un simple café negro una hora antes de su entrenamiento puede proporcionar los siguientes beneficios:

- **Aumento de energía**- los altos niveles de cafeína en el café pueden proporcionar un encendido perfecto poco antes de ir al gimnasio.

- **Más pérdida de grasa**- el café, cuando se consume antes de un entrenamiento, puede hacer que los ácidos grasos se usen para obtener energía en lugar de glucógeno. El contenido de cafeína también acelera el metabolismo, lo que significa que se quema más grasa a lo largo del día.

- **Mejor presentación**- el café puede ser la diferencia entre exprimir algunas repeticiones más en el gimnasio o saltarse unos segundos de tu tiempo de funcionamiento.

Esto se comprobó en 1992, cuando un grupo de atletas recibieron 3 g de café antes de una carrera de cinta de correr de 1500 m. El estudio, publicado en el Periódico Británico de la Medicina Deportiva, mostró que quienes bebieron el café terminaron su carrera 4,2 segundos más rápido en promedio que el grupo de control. Otras investigaciones también apuntan a que el café ayuda a mejorar el enfoque, a disminuir el dolor muscular durante tus entrenamientos e incluso a tener un efecto positivo en tu memoria. Entonces, si bien algunas personas consideran que el café es un vicio, en realidad puede tener un impacto positivo cuando se trata de su entrenamiento. Negro y orgánico es mejor, es mejor adherir el siguiente consejo:

No vaya por la borda. Los expertos en salud recomiendan que no se consuman más de 400 mg de cafeína (aproximadamente tres tazas de café) por día, mientras que el límite es la mitad de esa cantidad para las mujeres embarazadas. Los efectos secundarios del consumo excesivo de cafeína incluyen un aumento de la frecuencia cardíaca y el insomnio. El café también es ácido y demasiada acidez en el cuerpo conduce a la inflamación. La inflamación crónica deprime el sistema inmunológico y puede provocar problemas de salud. Manténgase equilibrado incluyendo muchas verduras y frutas, y alimentos naturales y enteros.

Elija café recién hecho- Hecho con granos de café orgánicos si es posible. Los granos de café de calidad contienen diversos nutrientes y antioxidantes flavonoides, que ayudan a mantener una buena salud. El procesamiento de los gránulos de café tostado roba al café estos nutrientes.

Cortar el azúcar y la crema. A menos que su café sea negro usted está derrotando el propósito. El azúcar no sólo se alza sus niveles de insulina - y venir a estrellarse más tarde- pero demasiada sustancia blanca también se convierte en ácidos grasos en el hígado. Significa más grasa en tu barriga, piernas, brazos... o en cualquier otro lugar donde no la quieras.

Lista De Control

- Un gran combo de pre-entrenamiento es café negro y creatina.

- El café ayudará a aumentar la energía y a quemar grasa, y puede tener un impacto positivo en su rendimiento en el gimnasio.

- La creatina puede ayudarte a ganar masa muscular al mejorar tu rendimiento, fuerza y recuperación después del entrenamiento. También puede dar a tus músculos un aspecto más completo al atraer más agua hacia los músculos.

- Comience una "fase de carga" de creatina de aproximadamente 0,3 g por kg de peso corporal durante 5 a 7 días.

- La suplementación con creatina a partir de entonces debe reducirse a 3g-5g por día.

- Tome creatina en ciclos, dos meses y un mes de descanso. Se recomienda a las personas con gota que no tomen creatina, ya que empeorará la condición. Si tiene algún problema de salud, consulte a su médico primero.

- Un café (sin azúcar ni crema) una hora antes de su entrenamiento puede aumentar los niveles de energía, aumentar el rendimiento y quemar grasas de manera más eficiente.

- Debido a su alto contenido de cafeína, no debe tomar más de 3 tazas de café por día. Elija la marca de café orgánico recién molido en lugar de instantáneo, que ha sido despojado de sus antioxidantes y no es tan efectivo.

Capítulo 11:
Nutrición
Post-Entrenamiento

11
Nutrición
Post-Entrenamiento

uando comencé a levantar pesas cuando tenía 16 años, no tenía ni idea de qué debería comer para tratar de desarrollar músculo. Recuerdo a mi amigo Bryan y yo entrenando con un banco de pesas en la casa de su abuelo. A los pocos segundos de terminar nuestra última repetición, estábamos bebiendo jarras de leche y devorando una rebanada tras otra rebanada de jamón fino asado con miel. No era exactamente el combo más sabroso, pero leí en alguna parte que la leche te ayuda a desarrollar músculo. En estos días no bebo la cosa en absoluto, pero es importante subrayar que no es solo lo que comes, sino también cuándo.

El **período de dos horas** después de su entrenamiento es el mejor momento para aprovechar al máximo los esfuerzos de su gimnasio. Ori Hofmekler, líder mundial en nutrición deportiva y autora, lo describe como la "ventana de oportunidad" para maximizar el crecimiento muscular. Su cuerpo estará temporalmente en un estado catabólico (pérdida de músculo) después de cada sesión de entrenamiento con pesas. Esto se debe a que la tensión del ejercicio intenso desencadena la liberación de la hormona del estrés cortisol en el cuerpo, que descompone el tejido muscular.

No suena bien, ¿verdad? Pero este proceso biológico en realidad lo prepara para convertirlo en un estado anabólico (construcción muscular) a través de una nutrición adecuada después. Al inundar su cuerpo con los nutrientes correctos, en el marco de tiempo correcto, detiene el proceso catabólico y comienza a desarrollar musculatura seria a medida que su cuerpo comienza la fase de crecimiento y recuperación luego de un arduo trabajo realizado en el gimnasio.

Alimente Sus Músculos Hambrientos Dos Veces Dentro De La Ventana De La Oportunidad

Cuanto antes cambiemos de catabólico a anabólico, mejor para el crecimiento muscular. Aquí es donde dos ' bocadillos ' post-entrenamiento van a jugar.

'Bocadillo' 1

Dentro de los 30 minutos de su entrenamiento: alimente sus músculos con proteínas de asimilación rápida para iniciar el proceso de construcción muscular. Recomiendo un batido de proteínas de origen vegetal, como el arroz integral o la proteína vegana en polvo. Mezclados con agua, estos son realmente fáciles de absorber para el cuerpo sin problemas digestivos.

'Bocadillo' 2

60-90 minutos más tarde: coma una comida saludable con un buen balance de proteínas, carbohidratos complejos y grasas saludables. Estos deben provenir de las fuentes de alimentos mencionadas en el capítulo 4. ¿No es un buen cocinero? Hay toneladas de excelentes libros de cocina por ahí.

Lista De Control

- El período de dos horas después de su entrenamiento es el mejor momento para aprovechar al máximo los esfuerzos de su gimnasio.

- Apunta a dos 'alimentaciones' (que en realidad son solo un batido y una comida) en esta 'ventana de oportunidad' para maximizar el crecimiento muscular.

- Recomiendo un batido de proteína en polvo a base de plantas con agua 30 minutos después de terminar su entrenamiento.

- Luego, 60-90 minutos después de su batido, coma una comida nutritiva compuesta de buenas fuentes de proteínas, carbohidratos complejos y grasas saludables, como se describe en el capítulo 4.

Capítulo 12:

Suplementos:
El Bueno, El Malo Y Lo Inútil

12
Suplementos:
El Bueno, El Malo Y Lo Inútil

Hay culturismo. Y está construyendo un cuerpo fuerte y sano. Clasifico los dos completamente diferentes. Nunca me consideraría un culturista. Un culturista de cabeza probablemente tampoco me consideraría un culturista. Estoy bien con eso. Solo soy un tipo que levanta pesos pesados, y mi salud es de suma importancia.

En mi experiencia, he visto a muchos culturistas poner la estética, la competencia y sus egos antes de su salud. Solo para salir adelante, para tratar de ser más grande o mejor que los demás, sin pensar realmente en las consecuencias a largo plazo. En primer lugar, cualquier persona que incluso considere tomar esteroides para obtener un cuerpo mejor no solo es un tonto, sino un simple imbécil. Te vuelves falso, un fraude... y no te aburriré con los peligros para la salud que te encogen de miedo.

En segundo lugar, cualquier persona que tome otras pastillas, polvos o líquidos sintéticos no naturales sin hacer su tarea correctamente también debe recibir un tatuaje "tonto" junto con su membresía en el gimnasio.

"Cuida tu cuerpo, es el único lugar donde tienes que vivir". - Jim Rohn.

La verdad es que no necesitas gastar tu dinero en un montón de suplementos, poco fiables o de otro tipo, para lograr el gran cuerpo que deseas. Una dieta de alimentos integrales limpia y saludable puede proporcionar prácticamente todo lo que necesita. Dicho esto, todavía hay un puñado de suplementos naturales que te ayudarán a hacer el trabajo de manera mucho más eficiente y efectiva. Detallaré los "elementos esenciales" y los "extras" que uso para complementar mi programa de entrenamiento con pesas, y cuidar mi cuerpo adecuadamente. Son seguros, naturales y optar por estos no solo le traerá excelentes resultados, sino que también le ahorrará tiempo, experimentando con productos de basura y un montón de dinero.

En la segunda parte de este capítulo también cubriremos la nutrición antes y después del entrenamiento, que puede ser un dolor de cabeza incluso para el levantador de pesas más experimentado. Compartiré mi 'último combo de pre-entrenamiento' para un rendimiento máximo en el gimnasio, así como consejos sobre qué consumir después para aprovechar al máximo los esfuerzos de tu monstruo en el gimnasio.

'Los Esenciales' - Abastézcalos Cuando Tenga La Oportunidad

Tableta multivitamínica y mineral.

El cuerpo utiliza vitaminas y minerales para reparar y reemplazar las células. Simplemente no podemos funcionar sin estos nutrientes. La dieta occidental estándar y el procesamiento de los alimentos que comemos de su bondad. ¿El resultado? Deficiencias vitamínicas y minerales. Estas deficiencias conducen a diversos problemas de salud. Por ejemplo, si carece de vitamina B12, es probable que se sienta cansado, sin aliento o que tenga dolores de cabeza.

Es como un automóvil que necesita aceite y la luz de advertencia se enciende. El cuerpo también nos da muchas señales de advertencia y depende de nosotros darle al cuerpo lo que necesita antes de que se rompa. Pero incluso comer muchas frutas y verduras orgánicas no es necesariamente suficiente para cubrir todas las bases de vitaminas y minerales. Por lo tanto, comprar un buen suplemento multivitamínico y mineral es una inversión inteligente para la salud fundamental.

La creatina

Este podría ser tu mejor amigo en el levantamiento de pesas. Como se describió anteriormente, la creatina ha demostrado ser efectiva para mejorar el rendimiento en levantadores de pesas y otros atletas. Aumenta la capacidad del cuerpo para producir energía más rápidamente, lo que significa que puede entrenar más duro y por más tiempo. ¿Mencioné los beneficios de los músculos más llenos, o la recuperación mejorada después de los entrenamientos también? La creatina es un aminoácido que se encuentra en varios alimentos y también es producido naturalmente por el cuerpo.

Proteínas de origen vegetal en polvo

No, no estoy hablando de proteína de suero en polvo. No soy un fanático del tipo habitual de proteína que el 98% de los levantadores de pesas/atletas/ practicantes de gimnasia beben para ayudar a desarrollar músculo. En mi experiencia, algunas (no todas) las marcas de proteína de suero de leche están altamente procesadas, contienen sustancias químicas y aditivos, y son ácidas, lo que dificulta su digestión y se ha argumentado que pueden dañar su salud a largo plazo.

Yo y varios amigos sufrimos problemas digestivos después de años de consumir batidos de proteína de suero. Cuando cambiamos a una proteína orgánica a base de plantas en polvo, todos los problemas se detuvieron. Los polvos de proteína de origen vegetal son mucho más alcalinos y son fácilmente absorbidos por el cuerpo. Mi consejo es deshacerse de la proteína de suero de leche, comprar las cosas a base de plantas en su lugar. Es probable que se ahorre a usted mismo, a su inodoro ya cualquier persona dentro de un radio de 1 metro de su dolor de estreñimiento, diarrea y pedos tóxicos.

Aceite de magnesio

El magnesio desempeña muchas funciones en el funcionamiento saludable de nuestros cuerpos y es crucial para el rendimiento y la recuperación de los deportes. Pero este mineral también se agota muy fácilmente en nuestras vidas aceleradas y estresantes. El ejercicio intenso, como el entrenamiento con pesas, también puede disminuir los niveles de magnesio y, por lo tanto, es una buena idea complementar con aceite de magnesio. El Dr. Mark Sircus, autor de la Terapia Transdermal de Magnesio, se refiere al magnesio como "por mucho el mineral más importante del cuerpo".

Cuando se trata de rendimiento: la principal fuente de energía del cuerpo, el ATP (trifosfato de adenosina), debe estar unida a un ion de magnesio para que sea biológicamente activa. Una deficiencia de magnesio puede, por lo tanto, perjudicar el rendimiento deportivo. Cuando se trata de la recuperación: la suplementación con aceite de magnesio es enormemente beneficiosa para las personas que levantan pesas porque relaja y alivia los músculos adoloridos, acelerando los tiempos de recuperación después de los entrenamientos difíciles.

También es una ayuda increíble para un sueño profundo y reparador, ya que calma el sistema nervioso al inhibir las principales hormonas del estrés, el cortisol y la adrenalina. Dormir bien es extremadamente importante para el desarrollo muscular y la salud en general. Se ha demostrado que la aplicación de aceite de cloruro de magnesio sobre la piel es más efectiva para la absorción.

'Los Extras' - Beneficioso Pero No Necesario Si No Tienes El Efectivo

ZMA (Zinc, Magnesio, Vitamina B6)

Esta combinación de dos minerales y una vitamina es una mezcla potente para la recuperación y el crecimiento porque ayuda a alcanzar niveles profundos de sueño y producción de hormonas. Entrenar duro en el gimnasio puede reducir constantemente los niveles de testosterona, al igual que el estrés de la vida cotidiana.

Se ha demostrado clínicamente que ZMA aumenta los niveles de hormonas anabólicas y la fuerza muscular en los atletas. Los estudios han demostrado que puede aumentar los niveles de testosterona en los hombres en alrededor de un tercio.

Polvos verdes

Todos sabemos lo buenos que son los vegetales para nosotros. Pero seamos honestos, la mayoría de nosotros no comemos lo suficientemente cerca de ellos. Incluso aquellos que comen mucho es probable que no obtengan suficientes nutrientes de ellos porque el exceso de cocción elimina las vitaminas, minerales y enzimas naturales de las verduras.

Aquí es donde un suplemento de polvo verde puede hacer toda la diferencia. Repleto de antioxidantes y fitonutrientes, este suplemento es potente para limpiar todo el cuerpo y proteger las células. Esto puede estimular su sistema inmunológico, mejorar la digestión y apoyar la salud y el bienestar general.

Enzimas digestivas

Las enzimas son producidas por el cuerpo para descomponer nuestros alimentos adecuadamente y absorber los nutrientes. También se encuentran en alimentos enteros sin procesar, como frutas y verduras. Hay dos problemas: primero, el cuerpo puede luchar cuando se enfrenta a un flujo constante de comida chatarra procesada y grandes volúmenes de proteína animal, como se encuentra en la dieta típica occidental.

La acidez estomacal, la hinchazón, el exceso de gases, etc. son señales de que el cuerpo tiene dificultades para digerir lo que se ha comido. En segundo lugar, cocinar también roba a los alimentos sus enzimas naturales. Los suplementos de enzimas digestivas pueden ayudar al cuerpo a descomponer grandes volúmenes de alimentos, como las comidas principales cocinadas. Esto significa que obtiene más de lo que come, lo que, por supuesto, proporciona los nutrientes necesarios para el crecimiento muscular y una salud óptima.

Lista De Control

• Los suplementos 'esenciales' son: multivitaminas y tabletas minerales, creatina, proteína en polvo de origen vegetal y aceite de magnesio.

• Multivitaminas y minerales: son importantes para abordar las deficiencias nutricionales que son comunes en la dieta occidental típica y para desarrollar una buena salud fundamental.

• Proteína en polvo: elija una opción a base de plantas orgánicas, como el arroz integral o la mezcla vegana, sobre proteína aislada de suero. No solo porque es una forma de proteína altamente absorbible, sino porque es alcalina y, por lo tanto, más amable con el interior que otras marcas ácidas altamente procesadas.

• El aceite de magnesio: el enorme papel que desempeña el magnesio en el rendimiento deportivo, la recuperación y la salud en general no se conoce ampliamente. También es muy fácil de agotar, especialmente después de un entrenamiento intenso. Avanza un paso y cuida bien tu cuerpo complementando con este mágico mineral.

• Los suplementos "extras", si tiene efectivo, son: cápsulas ZMA, polvo verde y enzimas digestivas.

Conclusión

No creo que nada de lo que he explicado en este libro sea difícil de entender o seguir. Ese es exactamente el punto. Una nutrición adecuada/una dieta limpia /una forma saludable de comer... como quiera llamarlo... debe ser sencillo y fácil de mantener. También tomo el mismo enfoque con mis programas de entrenamiento de fuerza.

De lo contrario, terminamos en un ciclo sin fin de convertirlos en una vida de moda >> progresando >> inevitablemente teniendo un gran estallido >> perdiendo nuestro camino y sintiéndonos como una mierda >> superándonos >> y luego de vuelta a la estación uno.

¿No tiene más sentido simplemente tener todos los conceptos básicos correctos de manera consistente? Ya sabes, como...

- Reducir el azúcar

- Limitando el alcohol

- Comer más verduras y frutas.

- Vigilando tus calorías

- Beber mucha agua y tomar un suplemento de vitaminas y minerales todos los días.

Hacer todo lo anterior no es un trabajo duro. Elegir bien los alimentos, como se describe en el capítulo 4, de lunes a viernes tampoco es tan difícil. Especialmente cuando puedes relajarte un poco y disfrutar de las multas de la semana. Nada de eso me suena una dieta. Es simplemente un estilo de vida de alimentación saludable y proporcionó un cuerpo que necesita una medida que avanza en su programa de entrenamiento de fuerza.

En cuanto al entrenamiento en sí, él ha experimentado con todo tipo de alimentos, bebidas y suplementos para mejorar mi rendimiento en el gimnasio. Olvídese de todas estas bebidas energéticas poco potentes o exageradas, el café negro y la creatina es el camino a seguir. Mis niveles de energía y fuerza pasan por el techo con este combo.

Si tiene sobrepeso, solo tomaría el café y omitiría la creatina hasta que esté cerca de su peso ideal. Esto se debe a que la creatina atrae el agua hacia tus músculos y la retención de agua no es lo que quieres.

En cuanto al café, asegúrate de que mar negro y busca un brebaje orgánico recién hecho en lugar de instantáneo. Recuerde capitalizar completamente los esfuerzos de su gimnasio al tener dos tomas posteriores al entrenamiento dentro de la ventana de oportunidad de dos horas. Tengo mi batido de proteína en polvo a base de plantas 30 minutos después de terminar mi entrenamiento, y luego a unos 60 minutos más tarde con una comida nutritiva como tortas de avena y atún con mayonesa, y uno de mis súper batidos especiales con calorías.

Usted tiene que gastar su dinero en suplementos para ayudar a desarrollar el músculo, eliminar la grasa y estar en la mejor forma general. Pero, como se mencionó en el capítulo anterior, hay algunos elementos esenciales y no esenciales que se utilizan para complementar mi régimen de entrenamiento y optimizar mi salud. Todos son completamente naturales, bastante baratos y valiosos cada centavo.

Espero que hayas disfrutado leyendo este libro y que te ayude a convertir en una versión más fuerte, mejor y más saludable de ti mismo.

Bien, suficiente lectura. ¡Vuelve al gimnasio!

Todo lo mejor, Marc McLean.

Sobre El Autor

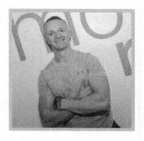

Marc McLean es autor de 36 años y entrenador de entrenamiento personal y nutrición en línea de Loch Lomond en Escocia. Él posee un entrenamiento en el camino y es un escritor de salud y acondicionamiento físico para los principales sitios web que incluyen el Proyecto Los Hombres Buenos, Mente y cuerpo verde y Healthgreatness.com.

A Marc le encanta... escalar Munros (también conocido como las colinas más grandes) en Escocia, la mantequilla de maní, paisajes asombrosos, las películas de Rocky, levantar cosas pesadas, arándanos, Daft Punk, jugar tenis y divertirse con sus compañeros.

Marc odia los malos modales, los funerales, los ejercicios cardiovasculares y todos los conductores que no lo indican.

Puedes conectarte con Marc aquí:

Correo electrónico: marc@weighttrainingistheway.com

Sitio web: www.weighttrainingistheway.com

Facebook: www.facebook.com/weighttrainingistheway

Instagram: www.instagram.com/weight_training_is_the_way

Bibliografía/Lecturas Adicionales/Referencias

Elementos esenciales del entrenamiento de fuerza y acondicionamiento, 3ª edición - Baechle, Earle.

La dieta del guerrero - Ori Hofmekler.

Comer, para de comer - Brad Pilon.

El poder del hábito - Charles Duhigg.

Pablo M La Bounty, Bill I Campbell, Jacob Wilson, Elfego Galván, John Berardi,

Susan M Kleiner, Richard B Kreider,

Jeffrey R Stout,Tim Ziegenfuss, Marie Spano, Abbie Smith and Jose Antonio.. Marzo de 2011. Posición de la Sociedad Internacional de Nutrición Deportiva: frecuencia de las comidas. http://www.jissn.com/content/8/1/4

MM Manore. Agosto de 2005. Ejercicio y recomendaciones del Instituto de Medicina para la Nutrición. http://www.ncbi.nlm.nih.gov/pubmed/16004827

R Estruch, E Ros, J Salas-Salvado, M Isabel-Covas, D Pharm, D Corella, F Aros, E Gomez-Gracia, V Ruiz-Gutierrez, M Fiol, J Lapetra, RM Lamuela-Raventos, L Serra Majem, X Pinto, J Pasora, M A Munoz, J V Sorli, J A Martinez, M A Martinez-Gonzalez. Primary Prevention of Cardiovascular Disease with a Mediterranean Diet. Prevención primaria de enfermedades cardiovasculares con dieta mediterránea. Abril de 2013. http://www.nejm.org/doi/full/10.1056/NEJMoa1200303

P J Atherton, T Etheridge, P W Watt, D Wilkinson, A Selby, D Rankin, K Smith, M J Rennie. Noviembre de 2010.

Efecto total del músculo después de la proteína oral: concordancia y discordancia dependiente del tiempo entre la síntesis de la proteína muscular humana y la señalización de mTORC1. http://www.ncbi.nlm.nih.gov/pubmed/20844073

J D Wiles, S R Bird, J Hopkins and M Riley. Junio de 1992. Efecto del café con café sobre la velocidad de la carrera, los factores respiratorios, el lactato sanguíneo y el esfuerzo percibido durante la carrera en la cinta de correr de 1500 m. Revista británica de medicina deportiva. https://www.ncbi.nlm.nih.gov/pmc/articles/PMC1478936/

C Rae, A L Digney, SR McEwan, TC Bates. Octubre de 2003. La suplementación oral de monohidrato de creatina mejora el rendimiento del cerebro: un ensayo doble ciego, controlado con placebo, cruzado. https://www.ncbi.nlm.nih.gov/pubmed/14561278

RV Santos, RA Bassit, EC Caperuto, LF Costa Rosa. Septiembre de 2004. El efecto de la suplementación con creatividad sobre los marcadores inflamatorios y el dolor muscular después de una carrera de 30 km. https://www.ncbi.nlm.nih.gov/pubmed/15306159

Made in the USA
Las Vegas, NV
01 March 2024

86573647R00069